Dein Rückenretter bist du selbst

Dr. med. Matthias Soyka

Die besten Eigenübungen und ärztlichen Strategien gegen akute Rückenschmerzen

Dein Rückenretter bist du selbst

Was können Sie selbst tun?
Wann gehen Sie besser zum Arzt?
Welche Therapien sind sinnvoll?

Ellert & Richter Verlag

Teil I
Was man über Rückenschmerzen wissen muss

Teil II
Die besten Eigenübungen gegen akute Rückenschmerzen

Anhang

1 Was man über Rückenschmerzen wissen muss

Dein Rückenretter bist du selbst

Dieses Buch habe ich für meine Patienten geschrieben und für alle, die selbst etwas gegen ihre Rückenschmerzen unternehmen wollen.

Ich verspreche Ihnen nicht, „nie wieder Rückenschmerzen“ zu haben, wie man es so oft in vielen Ratgebern liest. Natürlich kann man durch einen aktiven Lebensstil Rückenschmerzen vorbeugen. Aber das Ziel, die Häufigkeit der Beschwerden auf Null zu drücken, ist für die meisten Menschen nicht wirklich erreichbar und kann deshalb schnell zu Enttäuschungen und Ungeduld führen.

Was ich Ihnen anbieten will, ist eine realistische Alternative: Ich zeige Ihnen einen Weg, wie Sie sich im Falle akuter Rückenbeschwerden selbst helfen können – oder wie Sie in Zusammenarbeit mit Ihrem Arzt oder Physiotherapeuten aktiv die Beschwerden bekämpfen können.

Dabei geht es nicht nur um Eigenübungen, sondern auch um die Entwicklung einer besonnenen Haltung in der Behandlung. Oft werden folgenschwere Entscheidungen – zum Beispiel zu einer Operation – aus Ungeduld oder Angst getroffen. Auch wenn die Behandlungen von uns Ärzten oder den Physiotherapeuten vorgeschlagen und durchgeführt werden, kommt es doch immer auch auf Ihre Zustimmung an. Und Sie sollten Ihre Entscheidungen möglichst bewusst, ohne Angst oder falsche Euphorie, treffen können. Auch dabei kann Ihnen dieses Buch helfen.

Sie finden hier Entscheidungshilfen, ob Sie die Schmerzen alleine behandeln können und wann Sie lieber einen Arzt aufsuchen sollten. Außerdem finden Sie Informationen darüber, was ein Arzt und ein Physiotherapeut gegen Ihre Rückenschmerzen unternehmen kann.

Mit den richtigen Eigenübungen und einer gesunden Einstellung bleiben Sie der Herr (oder die Herrin) des Verfahrens. Denn egal, was wir Behandler unternehmen: Ohne Ihre aktive

Mitarbeit funktionieren alle Therapien nicht. Es ist wirklich wahr: Dein Rückenretter bist du selbst!

Dieses Buch basiert auf über dreißig Jahren Erfahrung in der Behandlung von Rückenschmerzen. Seit zwanzig Jahren betreibe ich meine Praxis in Hamburg-Bergedorf. Im Laufe der Zeit sind weitere Kollegen hinzugekommen, sie haben mitgeholfen, unsere Behandlungsmethoden weiterzuentwickeln, und eigene Akzente gesetzt. Zusammen bilden wir die AKTIVION-Praxisgemeinschaft. Der Name ist Programm: Hilfe zur Selbsthilfe und Hilfe zu einem aktiven Lebensstil ist unsere Philosophie.
Es kann durchaus sein, dass Spezialisten, die sich beruflich um den Rücken kümmern, in diesem Buch das eine oder andere Detail, die eine oder andere Übung vermissen. Diese Spezialisten bitte ich schon einmal vorsorglich um Entschuldigung. Mein kleines Buch will ein kurzer Abriss für jedermann und jedefrau mit konkreten Handlungsanweisungen sein und kein medizinisches Lehrbuch für Fachleute.
Natürlich können in einer solchen Publikation nicht alle denkbaren Fallkonstellationen erfasst werden. Es wird daher einige Menschen geben, für die die hier beschriebenen Eigenübungen und Hausmittel nicht ausreichen. Ihnen kann der eigene Arzt oder Physiotherapeut individuell angepasste Ratschläge unterbreiten.
Ich beschreibe die Behandlungsmethoden, die sich bei akuten Rückenbeschwerden im Laufe der Jahre in meiner Praxis als die besten erwiesen haben. Aus meiner Erfahrung als niedergelassener Orthopäde und Reha-Mediziner weiß ich, dass sehr viele meiner Patienten von diesen Übungen profitieren.
Über die richtige Rückentherapie wird häufig recht emotional debattiert. Es gibt viele Menschen, die genaue Vorstellungen haben über die allein richtigen Behandlungsmethoden. Wer selbst nie Rückenschmerzen hatte (was es nur selten gibt), glaubt zum Beispiel oft, er verdanke das bestimm-

ten Verhaltensweisen. Ehrlicherweise wird man aber sagen müssen, dass es Glück oder gute Gene sind, die hier im Spiel waren. Die Ratschläge dieser Glücklichen ähneln oft denen von Hundertjährigen, die ihr hohes Alter damit erklären, sie hätten, beispielsweise, jeden Tag einen Schnaps zu sich genommen. Andere Ratgeber haben Kurse oder Vorlesungen besucht und glauben jetzt genau zu wissen, wie es geht. Auch ich habe im Laufe meiner Weiterbildung an vielen Kursen und Fortbildungen teilgenommen und Hunderte von wissenschaftlichen Artikeln und Büchern über das Thema Rückenschmerz gelesen sowie einige selbst verfasst.

Dabei habe ich gelernt: Nicht immer funktioniert das, was gelehrt und behauptet wird, auch in der Praxis. Nicht wenige Therapiestrategien, die sich für mich zunächst plausibel anhörten, endeten in der Praxis erfolglos.

Was Sie in diesem Buch finden, ist die positive Auslese, der Extrakt von vielen Jahren begeisterter Arbeit mit Tausenden Patienten – und von (selbst)kritischer und vorurteilsfreier Urteilsfindung. Es ist das, was praktisch wirklich funktioniert. Ich empfehle Ihnen daher Maßnahmen, von denen ich weiß, dass sie weitgehend (aber nicht in jedem Fall) dem aktuellen Stand der Wissenschaft entsprechen, und die sich in mehr als dreißig Jahren praktischer Erprobung in meiner Arbeit bewährt haben. Dabei folge ich nicht sklavisch dem wissenschaftlichen Zeitgeist. Denn ich kenne nicht nur seit Jahrzehnten die Forschung über den Rückenschmerz, ich habe selbst auch an Studien dazu mitgewirkt. Ich weiß um die Schwierigkeiten, solche Studien vernünftig zu erstellen, und ich kenne den Druck und die Eitelkeit, die Forscher veranlassen können, Studien zu veröffentlichen, auch wenn sie nicht allzu viel taugen.

Daher ist das, was ich in diesem Buch darlege, zwar oft, aber doch nicht immer durch wissenschaftliche Studien belegt; zu vielen Themen gibt es überhaupt keine vernünftigen Untersuchungen. Hier muss man sich auf das Wissen erfah-

rener Behandler verlassen. Um gute von weniger guten Behandlungsformen unterscheiden zu können, muss man nicht nur diese Therapiemethoden erlernt haben und ein guter Behandler sein. Man sollte auch seinen Patienten zuhören können und von ihnen erfahren haben, ob sich die Ratschläge im täglichen Leben anwenden lassen. Um gut beraten zu können, muss der Arzt Tag für Tag seine eigenen Erfahrungen nüchtern und ohne zu große Euphorie oder Vorurteile notieren, diskutieren und hinterfragen. Vor allem anderen muss er bereit sein, von seinen Patienten zu lernen.
Die Übungen, die in dieses Buch Eingang gefunden haben, sind nicht nur wirksam, sondern auch für die meisten Menschen mit akuten Beschwerden gut verträglich. Auf einige Übungen, die in bestimmten Fallkonstellationen problematisch sein könnten, habe ich daher verzichtet. Solche Übungen empfehle ich in der Praxis zwar oftmals, aber nur, wenn ich den Patienten vorher selbst untersucht habe. Die hier beschriebenen Übungen sind für die große Mehrheit der Patienten gut geeignet.
Auch wenn ich alles, was ich hier empfehle, jeden Tag bei meiner Arbeit anwende, kann es sein, dass nach einer Übung auch einmal Beschwerden kurzzeitig verstärkt werden. In diesem Fall sollten Sie zur Sicherheit Ihren behandelnden Arzt konsultieren. Probieren Sie es einfach aus! Sie haben gute Chancen, dass Sie erfolgreich sein werden.
Das Buch macht Sie zudem ein klein wenig unabhängiger von Ihren Behandlern. Keiner von uns hat Angst, arbeitslos zu werden.
Wir leben in einer Zeit, in der die Lebenserwartung weiter steigt und in der auch die Erwartungen an das Leben zunehmen. Das ist eine enorme Aufgabe für die Beschäftigten im Gesundheitswesen. Eigene Aktivität und Eigenverantwortung werden daher in der Zukunft immer wichtiger werden. Die engagierten Ärzte und Physiotherapeuten freuen sich über jeden, der seine Gesundheit selbst in die Hand nimmt.

Akut oder chronisch?

Chronischer Rückenschmerz

In diesem Buch geht es um akuten und nicht um chronischen Rückenschmerz.

Wer unter chronischen Rückenschmerzen leidet, wird zwar auch von den hier beschriebenen Übungen profitieren, vor allem wenn einmal eine akute Verschlechterung eingetreten ist. Normalerweise benötigen Patienten mit chronischem Rückenschmerz aber viel mehr als die hier beschriebenen Übungen. In vielen Fällen ist eine „multimodale Therapie" erforderlich, die umfassend alle relevanten Faktoren berücksichtigt.

Zum Glück gibt es inzwischen viele Zentren in Deutschland, die eine solche multimodale Therapie anbieten. (Einige Kontaktadressen finden Sie im Anhang.) Multimodal bedeutet, dass alle Aspekte des Rückenschmerzes behandelt werden: die körperlichen, die psychologischen, aber auch die sozialen.

Bei chronischem Rückenschmerz reicht es nicht aus, nur einige Übungen durchzuführen oder Spritzen zu geben. In vielen wissenschaftlichen Untersuchungen wurde bewiesen, dass es auch erforderlich ist, die soziale Situation zu klären, etwa durch eine Wiedereingliederung in den Beruf. Eine Auseinandersetzung mit Ängsten und Befürchtungen oder psychischen Problemen gehört ebenfalls dazu.

Wenn Sie unter chronischen Rückenschmerzen leiden, können Sie die Übungen dieses Buches in einem akuten Notfall natürlich ebenfalls nutzen. Zudem werden Sie auch von den Kräftigungsübungen am Ende des Buches profitieren. Sie sollten jedoch bei chronischen Rückenschmerzen zusätzlich versuchen, eine multimodale Therapie zu erhalten.

Noch besser ist es freilich, wenn der Rückenschmerz gar nicht erst die Gelegenheit erhält, chronisch zu werden. Genau dazu will dieses Buch beitragen.

Akuter Rückenschmerz
Im Unterschied zum chronischen Rückenschmerz kommt der akute Rückenschmerz sehr häufig vor. Nahezu jeder Mensch ist im Laufe seines Lebens von einer oder mehreren Rückenschmerzattacken betroffen. Auch wenn man Orthopäde oder Physiotherapeut ist und alles über den Rückenschmerz zu wissen glaubt, kann man nicht verhindern, irgendwann einmal selbst Rückenschmerzen oder gar einen Hexenschuss zu bekommen. Die wenigen Glücklichen, die niemals Rückenschmerzen hatten, sind eine kleine Minderheit.
Deshalb ist es sehr nützlich zu wissen, was man gegen *akute* Beschwerden am Rücken oder Nacken unternehmen kann.
Meiner Erfahrung nach gibt es heutzutage zwar viel mehr Informationen über den Rücken und über Rückenschmerzen als früher; die Menschen sind durch diese Informationen aber nicht sicherer in ihrem Handeln geworden. Viele wissen einfach nicht, was zu tun ist und ob Grund zur Besorgnis besteht oder nicht. Da waren unsere Vorfahren mit weniger Informationen möglicherweise handlungsfähiger als wir.
Vor allem ist festzustellen, dass heutzutage viel zu oft panisch und ängstlich auf Rückenschmerzen reagiert wird. Dabei ist Gelassenheit eines der besten „Medikamente“ gegen Rückenbeschwerden. Angst und Aufgeregtheit verschlimmern die Schmerzen. Das beweisen viele wissenschaftliche Untersuchungen.

Ich möchte Ihnen daher in diesem Buch auch helfen, besser einschätzen zu können:
- ob hinter den Beschwerden etwas Ernstes steckt oder nicht
- ob für Sie mehr Diagnostik erforderlich ist
- ob Sie mehr eigene Übungen benötigen
- ob ein Notfall vorliegt oder nicht

Was ist ein Notfall?

Es gibt in Deutschland ein weit verbreitetes Missverständnis. Es lautet: Immer, wenn man Schmerzen hat, handelt es sich um einen Notfall, der ärztlicher Hilfe bedarf. Vermutlich ist dieses Missverständnis einer der Gründe dafür, dass die Menschen in Deutschland häufiger zum Arzt gehen als in anderen Ländern (in Deutschland ca. 17-mal jährlich).

Dabei kann man sich oft bei vielen schmerzhaften Zuständen selbst helfen – und sogar besser, als es ein Arzt oder Therapeut kann. Das Missverständnis „Schmerzen = Notfall" stammt möglicherweise aus der Zahnmedizin. Hier sind Schmerzen oft ein Notfall, da schmerzhafte Zähne meist anzeigen, dass etwas kaputt ist.

Wenn die Schmerzen ein Hinweis dafür sind, dass der Körper einen Schaden erleidet, können Schmerzen wirklich einen Notfall anzeigen. Schmerzhafte Muskeln im Rücken oder am Gesäß zeigen aber meist keine schwere Störung an. Bei den meisten Rückenbeschwerden werden das Gewebe und die Organe Ihres Körpers nicht gravierend in Mitleidenschaft gezogen.

Oft sind Schmerzen sogar völlig normal. Man hätte sie zwar lieber nicht und würde sie gerne wegzaubern, doch sie sind zumindest kein Fall für den Arzt. Es macht ja eigentlich auch nur dann Sinn, einen Arzt aufzusuchen, wenn dieser mehr gegen die Beschwerden unternehmen kann als man selbst. Das gilt vor allem dann, wenn es kein gutes Arznei- oder Heilmittel gibt, das die Beschwerden mit einem angemessenen Risikoprofil zum Verschwinden bringen – der Kater nach einer feuchtfröhlichen Feier oder auch der Muskelkater sind solche Fälle.

Wenn im Frühjahr die Gartensaison beginnt und viele Leute, die sonst wenig Sport treiben, wieder in den Garten hinausgehen, um alles auf Vordermann zu bringen, habe auch ich oft viel zu tun – mit Rückenschmerz-Patienten. Oft ist der Rückenschmerz in solchen Fällen nur Muskelkater, der eine sinnvolle Anpassungsreaktion der untrainierten Muskeln darstellt. Auch wenn man das Gefühl hat, dass einem „jeder Knochen wehtut“, ist dieser Schmerz kein Notfall, der ärztlicher Behandlung bedürfte.

Oder man zieht sich bei der Gartenarbeit eine Bandscheibenvorwölbung zu, die sich als Hexenschuss äußert. Auch in diesem Fall muss nicht immer sofort ein Arzt aufgesucht werden, sondern nur in bestimmten Fällen und wenn die Beschwerden länger anhalten. Sie können in diesem Buch lernen, wie man sich bei einem Hexenschuss selbst helfen kann und welches die „Alarmsignale“ sind, die doch eine zügige Arztkonsultation nahelegen.

Sehr häufig kann man im Falle von tiefem Rückenschmerz oder von Nackenverspannungen erst einmal versuchen, sich mit den hier vorgestellten Methoden, also mit „Bordmitteln“ und Eigenübungen, zu helfen.

Mögliche Ursachen akuter Rückenschmerzen

Es ist immer gut zu wissen, womit man es zu tun hat. Über die Ursachen von Rückenschmerzen kursieren viele dramatische Gerüchte, vor allem im Internet. Deshalb hier ein kleiner Überblick über die häufigsten Formen und Ursachen von Rücken- und Nackenbeschwerden. Wenn Sie schnelle Hilfe zur Selbsthilfe benötigen, können Sie dieses Kapitel auch erst mal überspringen und sofort mit den Eigenübungen in Teil II beginnen.

Rückenschmerz und Bandscheibenvorfall

Bei einem Bandscheibenvorfall denkt jeder: „Das muss gleich operiert werden." Das Gegenteil ist der Fall. Die meisten Bandscheibenvorfälle laufen ab, ohne dass man überhaupt etwas merkt. Man erkennt sie oft erst später durch Zufall, zum Beispiel in einer MRT-Aufnahme.

MRT ist die Abkürzung für Magnetresonanztomografie. Ein anderes Wort dafür ist Kernspintomogramm. Die MRT benötigt keine Röntgenstrahlung, sie funktioniert über ein sehr starkes Magnetfeld. Auf einem Magnetresonanztomogramm lassen sich die Bandscheiben besonders gut darstellen, besser noch als in einem Computertomogramm. Eine Computertomografie (CT) ist eine Röntgenuntersuchung, die vor allem zur Beurteilung von Frakturen und Knochenkonturen wichtig ist. In MRT- oder in CT-Aufnahmen lassen sich oft Bandscheibenvorfälle feststellen, die keinerlei Beschwerden verursachen.

Wenn Bandscheibenvorfälle wirklich einmal Beschwerden verursachen, lassen sie sich zumeist ohne Operation behandeln. Oft geht es sogar ohne Arzt! Dabei soll nicht verschwiegen werden, dass es einige Ausnahmesituationen gibt, die eine Operation erforderlich machen. Es gibt (sehr selten!) auch Fälle, in denen sogar eine sehr dringliche Operationsindikation besteht, sodass die Operation noch am gleichen Tag vorgenommen werden muss. Darüber erfahren Sie mehr in dem Kapitel „Die Alarmzeichen“.

Es ist gut, wenn Sie sich nicht unsicher fühlen, ob die Beschwerden harmlos oder ernster Natur sind. Deshalb lernen Sie in diesem Buch die speziellen Fälle kennen, bei denen Vorsicht geboten ist. So werden Sie in die Lage versetzt, die typischen Alarmzeichen richtig zu deuten. Das schafft Sicherheit, und Sicherheit führt zu Gelassenheit.

Die Bandscheiben befinden sich als Stoßdämpfer zwischen den Wirbelkörpern auf der Vorderseite der Wirbelsäule. Auf diesem vorderen Pfeiler der Wirbelsäule lasten zwei Drittel unseres Gewichts. Die Bandscheiben und die Wirbelkörper müssen daher ziemlich hohe Kräfte ertragen können. Aber dafür sind sie auch geschaffen und von der Natur angepasst worden.

Bandscheiben und Wirbelkörper halten einiges aus. Trotzdem wird „kaputten“ Bandscheiben oft die Schuld für Rückenschmerzen gegeben.

Der Verschleiß der Bandscheiben ist aber überhaupt nichts Pathologisches. Er gehört zum normalen Alterungsprozess, genau wie Falten und graue Haare. Der Verschleißprozess muss auch nicht in jedem Fall zu Beschwerden führen, sondern nur unter ganz bestimmten Bedingungen.

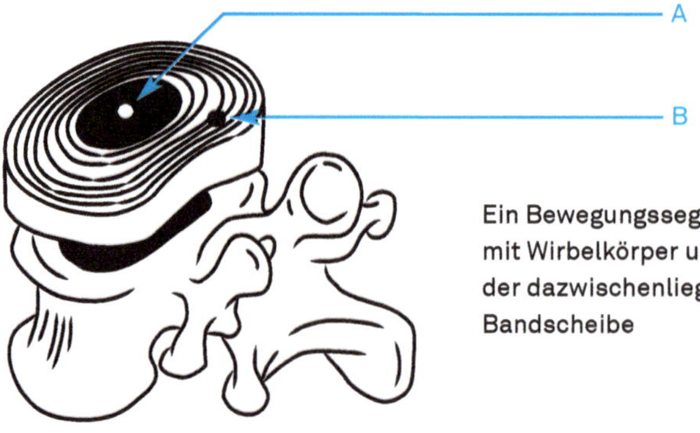

Ein Bewegungssegment mit Wirbelkörper und der dazwischenliegenden Bandscheibe

Die Bandscheiben bestehen aus einem elastischen rundlichen Gallertkern (A), der für die Spannung und den Druck der Bandscheibe wichtig ist, sowie aus einem äußeren Faserring (B), der den Gallertkern umfasst und etwa so wirkt wie die Hülle eines Autoreifens.
Wichtig zu wissen: Faserring und Gallertkern verschleißen im Laufe des Lebens nicht gleichmäßig und gleichzeitig. Während der Gallertkern noch bis ins Alter wenig Veränderungen aufweisen kann, kommt es am Faserring schon ab dem 30. Lebensjahr zu Veränderungen. Der Verschleiß der Bandscheibe geschieht also zeitlich versetzt: Die äußeren Anteile des Faserrings verschleißen früher als die inneren Anteile des Gallertkerns. Das führt zu einem Ungleichgewicht der äußeren und inneren Anteile der Bandscheiben.
Das Ungleichgewicht von innerem Druck und nachlassender Festigkeit des äußeren Faserrings kann dazu führen, dass Teile der Bandscheibe nach außen dringen: Es kommt zu Bandscheibenvorwölbungen oder -vorfällen. Dieses Ungleichgewicht findet man häufig in den mittleren Lebensjahren, also zu der Zeit, in der der Verschleiß gerade im Gange ist. Die Krankenhauseinweisungen für Bandscheibenerkrankungen erreichen in diesen mittleren Lebensjahren ihr Maximum.

Es ist also nicht der Endpunkt des Verschleißes, der die Beschwerden an der Bandscheibe bestimmt. Die Beschwerden und die Vorfälle entstehen auf dem Weg dahin, während des Verschleißens. Viele Betroffene glauben, dass sich ihr Bandscheibenleiden im Alter immer mehr verschlimmern müsste. Die Statistik zeigt aber eher das Gegenteil und kann eine gewisse Hoffnung auf zukünftige Besserung geben.

Viele Patienten sind ängstlich, wenn sie das erste Mal Rückenbeschwerden haben, und fragen sich, wie es erst im

Alter sein soll, wenn sie schon mit 35 oder 40 Jahren starke Rückenbeschwerden entwickeln.
Mit Rückenbeschwerden verhält es sich aber nicht so wie bei der Arthrose, dem Gelenkverschleiß, die immer schlimmer wird, je älter man wird. Wer mit 40 starke Rückenschmerzen hatte, kann mit 60 Jahren völlig beschwerdefrei sein.

Wichtig: Nicht jeder Bandscheibenvorfall führt zu Beschwerden.

Nur wenn Bandscheibenmaterial in Kontakt mit Nervengewebe kommt, werden die typischen Schmerzen ausgelöst. Diese Schmerzen können durch direkten Druck auf den Nerv hervorgerufen werden. Noch häufiger aber führt der Kontakt von Bandscheibengewebe mit Nervengewebe zu einer Entzündungsreaktion, und es entsteht ein Entzündungsschmerz.
Sie haben sich vielleicht schon einmal gefragt, warum Anti-Rheuma-Mittel so gut gegen Rückenschmerzen wirken. Jetzt kennen Sie die Antwort: Anti-Rheuma-Mittel wie Cortison oder Diclofenac bekämpfen die oben beschriebene Begleitentzündung. Sie sind damit mehr als nur Symptombekämpfung, denn die direkte Ursache der Schmerzen ist ja die Entzündung.

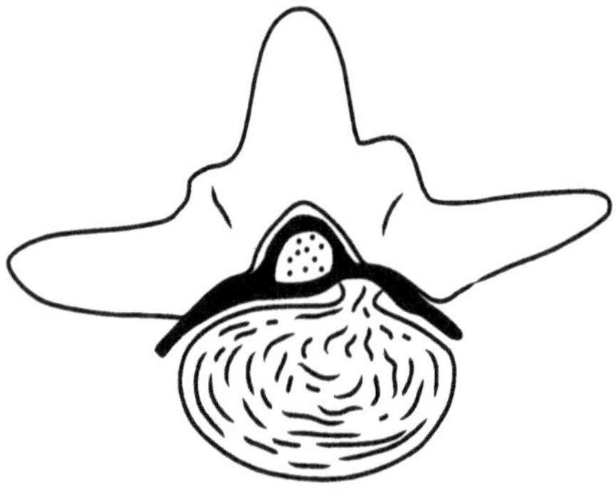

Die Bandscheibe ist nach hinten vorgefallen und drückt auf die Nervenwurzel

Ist der Vorfall direkt nach hinten gerichtet, führt er meist zu Rückenschmerzen („Hexenschuss", Lumbago). Seitliche Bandscheibenvorfälle können die Nervenwurzeln bedrängen, die Arme oder Beine versorgen.

An der Halswirbelsäule kann ein seitlicher Bandscheibenvorfall oder eine seitliche Bandscheibenvorwölbung Armschmerzen hervorrufen.
An der Lendenwirbelsäule kann ein seitlicher Bandscheibenvorfall oder eine seitliche Bandscheibenvorwölbung Beinschmerzen bewirken.

Durch Bandscheibenvorfälle können auch motorische oder sensible Nervenfasern gequetscht werden, also die Fasern, die für Bewegung und Gefühlsempfinden zuständig sind. Die Folge können Lähmungen, Schwächen oder Gefühlsstörungen sein.

Das ist zum Glück relativ selten. Wenn in diesen sehr seltenen Fällen Lähmungen auftreten, benötigen Sie schnell einen Arzt. Dies ist einer der Spezialfälle, in denen man mit Eigenübungen alleine nicht auskommt. Auch bei Gefühlsstörungen an Armen oder Beinen sollten Sie lieber einen Arzt aufsuchen. Denn auch in dieser Situation muss die Frage nach einer Operation gestellt werden; eine solche Frage kann nur der Fachmann beantworten. Fachärzte, die sich mit dem Rücken beschäftigen, werden nicht nur eine OP, sondern in bestimmten Fällen auch medikamentöse Behandlungen oder Injektionen durchführen.
Wenn keine Abschwächungen der Muskulatur vorhanden sind, kommt man meist ohne Operation aus. Auch eine Muskelschwäche muss nicht zwingend mit einer Operation behandelt werden, wenn es sich nur um eine leichte Schwäche handelt. Um diese komplizierten Fragen zu klären, benö-

tigen Sie einen Facharzt. Das sollte man keinesfalls allein entscheiden. Daher rate ich Ihnen: Bei Muskelschwächen oder Gefühlsstörungen sollten Sie immer zur Sicherheit einen Arzt aufsuchen.
Eine sehr große Zahl von Bandscheibenvorfällen (vermutlich die meisten) führt jedoch zu keinerlei Beschwerden, da sie in Bereichen auftreten, in denen keine schmerzempfindlichen Strukturen liegen. Jahre später werden sie oft als Zufallsbefunde bei bildgebenden Untersuchungen aufgespürt. Die betroffenen Menschen haben diese Vorfälle gar nicht bemerkt.
Es ist wichtig – und beruhigend – zu wissen, dass es oft nicht sehr viel zu bedeuten hat, wenn bei einer Magnetresonanztomografie (MRT) ein Bandscheibenvorfall gefunden wird. Wenn der Vorfall keine Nervenstrukturen berührt, ist er vermutlich nicht für Beschwerden verantwortlich. Oft versetzt eine MRT-Aufnahme den Betroffenen nur in unnötige Ängste. Drängen Sie Ihren Arzt daher lieber nicht dazu, ein Magnetresonanztomogramm anfertigen zu lassen, das medizinisch nicht erforderlich ist.

Die Mehrzahl der Schmerzen an der Wirbelsäule hat andere Ursachen als Bandscheibenvorfälle. Die meisten sind recht gut zu behandeln, wenn man es konsequent und zugleich gelassen angeht.

Das Piriformis-Syndrom und der Ischiasnerv

Verspannungen und Verhärtungen des Piriformis-Muskels können Ischiasbeschwerden hervorrufen, die man leicht mit den Symptomen von Bandscheibenvorfällen verwechseln kann. Piriformis – das heißt birnenförmig. Dieser birnenförmige Hüftmuskel liegt direkt unter dem großen Gesäßmuskel, dem *Glutaeus maximus*. Normalerweise kann man ihn unter der Muskelmasse des großen Gesäßmuskels nicht tasten. Wenn er aber verspannt ist, können geschulte Manualtherapeuten den Muskel sehr genau fühlen.

Wie entstehen die Schmerzen? Direkt unter dem Muskel läuft der Ischiasnerv. Wenn der Muskel eine zu hohe Spannung hat und gleichzeitig zu stark angeschwollen ist, drückt er auf diesen. Die typischen Ischiasschmerzen, wie man sie sonst bei Bandscheibenvorfällen kennt, sind die Folge. Der Unterschied besteht darin, dass die Symptome in diesem Fall nicht von den Bandscheiben, sondern von einem Muskel ausgehen. Die Unterschiede in der Behandlung beider Erkrankungen sind dementsprechend deutlich. Beim Piriformis-Syndrom wird nie operiert, die Therapie besteht aus Dehnungen, tiefen Quermassagen und vor allem aus gezielten Injektionen und einer Stoßwellenbehandlung der Triggerpunkte.
Es ist gut, dass immer mehr Ärzte und Physiotherapeuten das Piriformis-Syndrom kennen. Früher wurde bei Ischiasschmerzen allzu häufig ein Bandscheibenvorfall vermutet, obwohl es nur dieser verspannte Hüftmuskel war. Dadurch kam es zu unnötigen Ängsten bei den Patienten. Wenn zufällig auch ein Bandscheibenvorfall im MRT zu sehen war, wurde auch schon mal eine eigentlich überflüssige Bandscheibenoperation durchgeführt.

Schmerzen durch die kleinen Wirbelgelenke – das „Facettensyndrom"

Die kleinen Wirbelgelenke (sie werden auch „Facettengelenke" genannt) befinden sich auf der Rückseite der Wirbelsäule. Auf diesem „hinteren Pfeiler" der Wirbelsäule lastet ca. ein Drittel unseres Gewichts. Die Wirbelgelenke können Arthrosen entwickeln, wie andere Gelenke auch.
Die Wirbelgelenksarthrose ist eine Spätfolge der Bandscheiben-Degeneration. Durch den Höhenverlust der Bandscheibe stauchen die Gelenke ineinander. Erhöhter Druck und die Veränderung der Gelenkflächen zueinander bewirken verstärkten Knorpelabrieb. Es kommt zur Arthrose. Verstärkt wird diese Situation durch ein zu starkes Hohlkreuz und schlecht trainierte Muskeln.

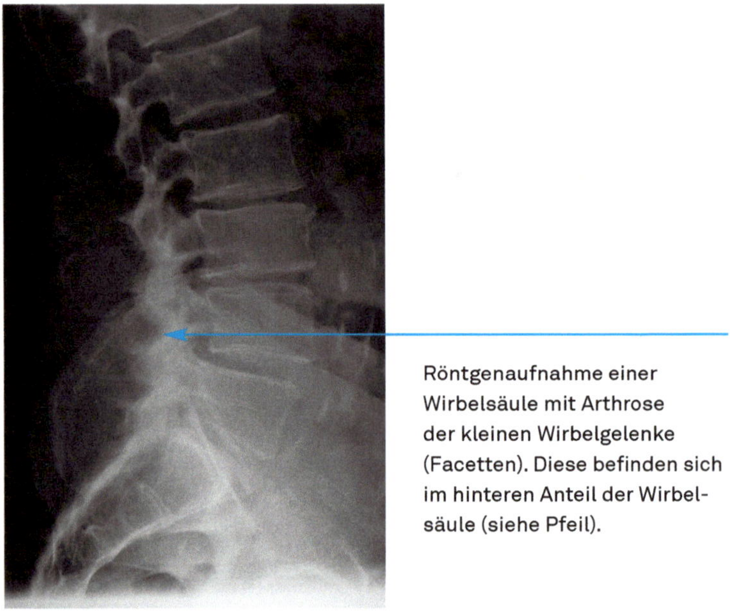

Röntgenaufnahme einer Wirbelsäule mit Arthrose der kleinen Wirbelgelenke (Facetten). Diese befinden sich im hinteren Anteil der Wirbelsäule (siehe Pfeil).

Die Symptome zeigen sich meist in tiefsitzenden Kreuzschmerzen, die hin und wieder auch bis in die Beine ausstrahlen können.
Diese Beschwerden lassen sich gut mit Übungen und gelegentlich mit Injektionen behandeln.

Instabilität der Wirbelsäulensegmente
Ebenfalls eine Spätfolge der Bandscheiben-Degeneration ist der Verlust von Festigkeit und Gefüge der Bewegungssegmente. Durch den Höhenverlust der Bandscheiben verlieren die Bewegungssegmente ihre Stabilität. Es kann zum Seitwärts- oder Rückwärtsgleiten von Wirbeln kommen. Symptome sind lokale Rückenschmerzen, die oftmals messerstichartig auftreten.
Diese Instabilitätsbeschwerden lassen sich oft sehr gut mit stabilisierender Physiotherapie behandeln.

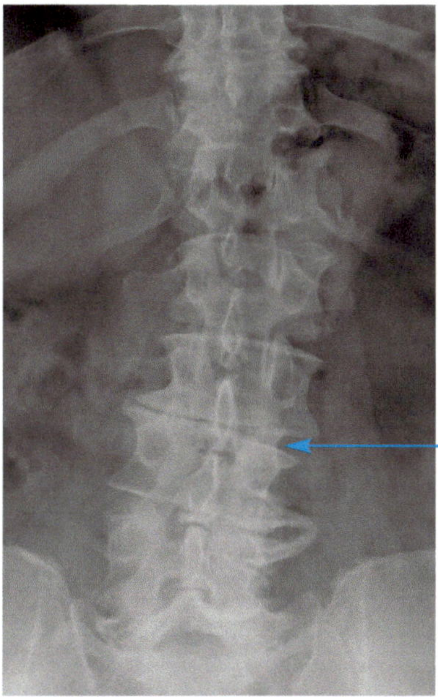

Röntgenbild einer instabilen Wirbelsäule. Einzelne Wirbel schieben sich zur Seite (siehe Pfeil).

Osteochondrose

Hierunter versteht man den Verschleiß und die Zermürbung der Bandscheiben und der angrenzenden Teile des Knochens der Wirbelkörper. Diese Form des Bandscheibenverschleißes sieht im Röntgenbild oft sehr dramatisch aus. Ärzte, die wenig Erfahrung mit Rückenschmerzen haben (oder die die wissenschaftliche Entwicklung der letzten Jahre verpasst haben), ängstigen ihre Patienten gelegentlich beim Besprechen der Röntgenbilder mit Sätzen wie: „Ihre Wirbelsäule ist ja völlig kaputt." Dann sieht man meist Osteochondrosen im Röntgenbild.

Aber auch die Osteochondrosen müssen nicht unbedingt Beschwerden verursachen. Viele ältere Menschen haben ausgeprägte Osteochondrosen und dabei gar keine oder nur sehr gering ausgeprägte Beschwerden. Hiervon gibt es einige Ausnahmen, die der Fachmann schnell erkennt. Nur in bestimmten Fällen können Osteochondrosen Beschwerden verursachen, auch akute Beschwerden. Es handelt sich dann meist um sogenannte „aktivierte Osteochondrosen". Um diese Fälle zu erkennen, benötigt es einen Facharzt, der mit dem Krankheitsbild vertraut ist.

Wirbelgleiten

Wirbel können unter Umständen nach vorne oder hinten gleiten. Das Wirbelgleiten nach vorne wird im Fachbegriff „Spondylolisthesis" genannt. Es ist auf einen Defekt im hinteren Anteil des Wirbels oder auf Verschleiß zurückzuführen. Oft hat dies anlagebedingte Gründe. Im Röntgenbild sieht so ein Wirbelgleiten meist sehr eindrucksvoll aus. Sehr viele Menschen haben jedoch ein Wirbelgleiten, ohne es überhaupt zu merken, darunter viele Leistungssportler.

Die Häufigkeit eines Wirbelgleitens in der Bevölkerung schwankt zwischen 5-8 Prozent und liegt damit relativ hoch. Einige Sportarten, bei denen oft ein Hohlkreuz mit gleichzeitiger Rumpfdrehung eingenommen wird, begünstigen das Ausbilden eines Wirbelgleitens. Bei Sportlern kann die Häufigkeit dann auf über 20 Prozent ansteigen. Solange man muskulär gut koordiniert ist, spürt man allerdings gar nichts davon.

Daneben gibt es ein Wirbelgleiten nach hinten, was als Folge von Verschleiß zu interpretieren ist, Fachbegriff „Retrolisthesis". Auch hier gilt, dass bei guter muskulärer Situation das Wirbelgleiten komplett ohne Beschwerden vorhanden sein kann.

Wenn ein Wirbelgleiten doch einmal zu Beschwerden führt, lassen sich diese meist mit Physiotherapie behandeln.

Bänderschmerzen

Gereizte Bänder und Bandansätze stellen eine häufige Ursache von Rückenschmerzen dar. Wie schmerzhaft überdehnte Bänder sein können, zeigt folgendes Experiment: Wenn ein Finger im Grundgelenk stark überstreckt wird, ist dies

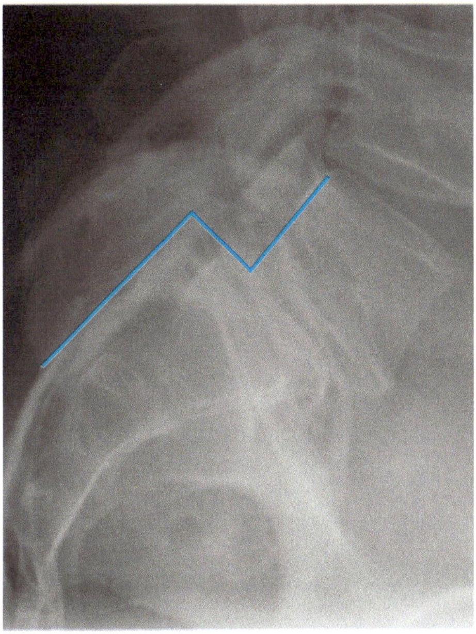

Der 5. Lendenwirbel (LWK 5) ist nach vorne verschoben. An der Hinterkante bildet sich eine Stufe.

zunächst völlig schmerzfrei. Wenn diese Stellung aber über einige Minuten gehalten wird, treten Schmerzen auf, die sich mit zunehmender Dauer steigern. Ähnlich reagieren auch die stabilisierenden Bänder am Rücken.

Sie reagieren vor allem auf anhaltende Fehlhaltungen und auf Fehlformen der Wirbelsäule. Denn wie bei dem Experiment mit dem Finger sind auch die Bänder am Rücken empfindlich gegen länger andauernde Überdehnung. Oft ist eine Bänderreizung Folge einer länger eingenommenen Schonhaltung, etwa nach einem Bandscheibenproblem oder durch schlechte Haltung.

Auch die Bänderschmerzen lassen sich gut behandeln. Oft werden hierbei Injektionstechniken eingesetzt. Eine physiotherapeutische Behandlung der Fehlhaltungen ist als Ursachenbehandlung fast immer nötig und erfolgreich.

Blockierungen/Funktionsstörungen

Unter „Blockierungen“ versteht man Funktionsstörungen von Wirbelsäulen- und Extremitätengelenken mit Verlust des normalen Gelenkspiels („joint play“). Dabei kommt es zu einer asymmetrischen, nicht kompletten Bewegungseinschränkung, die durch eigene Bewegungen oder geeignete Handgriffe beseitigt werden kann. Diese Handgriffe sind Bestandteil der Chirotherapie. Ein anderes Wort für Chirotherapie ist manuelle Therapie. Auch die Osteopathie enthält chirotherapeutische Methoden.

Die Ursachen von Blockierungen sind nicht geklärt. Angenommen wird zum Beispiel, dass sich dabei kleine, meniskusähnliche Strukturen in den Wirbelgelenken verhaken. Auch die Verlagerung von Bandscheibengewebe wird diskutiert. Eine wichtige Hypothese besagt, dass pathologische Schutzreflexe das Wirbelsäulensegment „blockieren“.

In nicht fachspezifischen Publikationen wird oft der Begriff „ausgerenkter“ Wirbel verwendet. Dieser Begriff ist nicht korrekt.

Ein ausgerenkter Wirbel wäre etwas völlig anderes: nämlich eine schwere Verletzung. Zu diesen Verletzungen kommt es aber nur bei Einwirkung extrem hoher Kräfte, zum Beispiel bei einem Unfall. Ein tatsächlich aus dem Zusammenhang mit den anderen Wirbeln ausgerenkter Wirbel ist eine sehr ernste Unfallfolge. In solchen Fällen ist meist eine Operation erforderlich.

Diese Form eines ausgerenkten Wirbels hat jedoch gar nichts mit den „Blockierungen“ zu tun, die Ärzte oder Physiotherapeuten einrenken. Solche Blockierungen – sozusagen das tägliche Brot der Orthopäden – sind zwar oft sehr schmerzhaft, aber harmlos.

Die Blockierungen lassen sich gut mit den oben beschriebenen Verfahren (Chirotherapie/manuelle Therapie oder Osteopathie) behandeln.

Sonderfall: Blockierungen im Iliosakralgelenk (ISG)
Die beiden unteren Abschnitte der Wirbelsäule sind das Steißbein und das Kreuzbein. Auf dem Kreuzbein lasten die Abschnitte, die sich darüber befinden. Das Kreuzbein selbst ist mit dem Darmbein (und dadurch mit dem Becken) durch ein Gelenk verbunden.

Das Gelenk zwischen dem Kreuzbein und dem Darmbein hat verschiedene gebräuchliche Namen: Kreuzbein-Darmbeingelenk, Iliosakralgelenk (ISG) oder (das ist anatomisch korrekter) Sakroiliakalgelenk (SIG). Die Abkürzung ISG wird in Deutschland am häufigsten benutzt. Eigentlich handelt es sich dabei nur um eine gewellte Scheibe von recht dickem Knorpel zwischen den beiden Knochen, die wie eine Fuge aussieht. Bei Bewegungen des Rückens federt diese Knorpelfuge mit.

Dieses Gelenk kann verschiedene Beschwerden verursachen. Vor wenigen Jahrzehnten wurden sie oft übersehen, weil kaum jemand das ISG im Blick hatte. Inzwischen wird das arme Gelenk aber viel zu oft als Schmerzursache beschuldigt – nahezu immer, wenn Operateure nicht mehr weiter wissen, gilt das ISG als Verursacher.

Manualtherapeuten wie ich mobilisieren das ISG, wenn es blockiert ist, wenn also das Gelenk auf einer Seite nicht mehr so mitfedert, wie es sich gehört. Das Gelenk ist bei einer Blockierung weniger beweglich als normal.

Aber Vorsicht: Nicht immer, wenn das ISG Schmerzen verursacht, ist es auch blockiert. Ein wichtiges Beispiel für ISG-Schmerzen *ohne* Blockierung ist die rheumatische Entzündung des ISG (ein wichtiges Symptom des Morbus Bechterew, siehe Seite 28). Wenn man eine Entzündung des ISG mit Chirotherapie behandelt, kann diese sich verschlimmern.

Darüber hinaus gibt es auch im ISG Arthrosen, die Schmerzen verursachen können.

ISG-Blockierungen treffen in der Regel nur junge, gut bewegliche Menschen. Bei Älteren handelt es sich zumeist um Arthrose.

Nicht zuletzt kommt es gar nicht so selten vor, dass ein ISG zu stark beweglich ist. Auch in diesen Fällen verstärkt eine chirotherapeutische oder osteopathische Mobilisierung des ISG zumeist die Beschwerden. Stabilisierende, physiotherapeutische Übungen zur Kräftigung der Gesäß- und Rückenmuskulatur sind bei der ISG-Instabilität hingegen gut wirksam.

Entzündlich-rheumatischer Rückenschmerz

Es gibt eine ganze Reihe von speziellen Formen rheumatischer Erkrankungen, die Rückenschmerzen verursachen können. Die bekannteste ist der Morbus Bechterew, eine Form der axialen Spondyloarthritis. Zu dieser Gruppe von Erkrankungen gehören auch entzündliche Erkrankungen, die mit der Hautkrankheit Psoriasis (Schuppenflechte) oder mit Darmerkrankungen wie der Colitis ulcerosa zusammenhängen.

Bei diesen Rheumaformen ist oft – aber nicht immer – das Kreuzbein-Darmbeingelenk (das ISG) betroffen. Dieses Gelenk ist oft auch Ziel von manualtherapeutischen Mobilisationen. Daher ist es gut, wenn der Arzt, der manuellen Therapie anwendet oder verschreibt, die rheumatischen Erkrankungen kennt und erkennen kann, damit er im Falle einer Entzündung lieber auf die Chirotherapie verzichtet.

Gemeinsam ist den rheumatischen Rückenschmerzen, dass die Rheumafaktoren im Blut dabei fast immer negativ sind. Sehr oft findet man jedoch ein spezielles Antigen. Dieses Antigen heißt HLA-B-27 und wird mit einer Blutuntersuchung bestimmt. Wer „HLA-B-27 positiv" ist, muss allerdings nicht unbedingt eine rheumatische Erkrankung haben. Es gibt sehr viel mehr gesunde Menschen, die das Gen in sich

tragen (fast 10 Prozent der Bevölkerung), als Rheumakranke. Die Träger dieses Gens haben aber eine höhere Wahrscheinlichkeit für eine axiale Spondyloarthritis oder andere rheumatische Rückenerkrankungen. Ob jemand das Antigen HLA-B-27 hat oder nicht, ändert sich, vergleichbar der Blutgruppe, während des gesamten Lebens nicht. Diese teure Untersuchung muss daher auch nur einmal im Leben durchgeführt werden.
Männer sind besonders häufig von entzündlichen Rückenschmerzen betroffen. Der Beginn der Erkrankung liegt so gut wie immer vor dem 45. Lebensjahr.
Der Arzt denkt an entzündlich-rheumatische Ursachen der Rückenschmerzen, wenn sich Kreuzschmerzen durch Bewegung bessern und in Ruhe und vor allem nachts stärker werden. Häufig verstärkt sich der Schmerz in der zweiten Nachthälfte. Die Patienten werden davon oft in den frühen Morgenstunden wach.
Ärzte achten auch darauf, ob zusätzlich zu den Rückenschmerzen Entzündungen an Gelenken, Sehnen oder den Augen bestehen.
In manchen Fällen kommt es zu einer zunehmenden Versteifung der gesamten Wirbelsäule. Beim typischen Morbus Bechterew werden die Betroffenen im Laufe des Lebens immer krummer. Dieser schwerere Verlauf ist jedoch selten. Es gibt sehr viel mehr leichtere Verläufe. Zudem bestehen heute sehr gute medikamentöse Behandlungsmöglichkeiten.

Rückenschmerzen in der Schwangerschaft
Rückenschmerzen treten in der Schwangerschaft verstärkt auf. Natürlich können bei Schwangeren wie bei allen anderen im Prinzip auch alle Formen von Rückenerkrankungen vorkommen. Aber die üblichen Schwangerschaftsrückenschmerzen lassen sich meistens auf zwei Hauptursachen zurückführen.

Der erste und häufigste Grund ist ein verstärktes Hohlkreuz durch die Zunahme des Bauchumfanges. Der Grund: Die Schwangere muss ihren Körperschwerpunkt immer mehr nach hinten verlegen, um das Gewicht des Bauches tragen zu können.
Durch diese Verstärkung des Hohlkreuzes werden die hinteren Strukturen der Wirbelsäule besonders belastet. Die kleinen Wirbelgelenke werden gestaucht und können schmerzhaft sein, auch wenn die Schwangere keine Arthrose der Wirbelgelenke hat.
Durch das Hohlkreuz werden zudem die Bänder des Rückens überlastet. Es kommt somit zu einer Kombination von Bänderschmerzen und Schmerzen der Wirbelgelenke.
Da die Gelenke und Bänder nur überlastet sind und meist keine strukturelle Schädigung haben, gehen die Beschwerden in der Regel wieder zurück, wenn sich nach der Schwangerschaft der Bauch und damit auch das Hohlkreuz wieder verkleinert.
Ein verstärkender Faktor für das Hohlkreuz und damit für Rückenschmerzen in der Schwangerschaft ist eine krumme Brustwirbelsäule. Denn wer einen zu runden Rücken in der Brustwirbelsäule hat, muss sein Hohlkreuz noch mehr vertiefen, um den Bauch auszubalancieren. Daher sind Schwangere, bei denen die Brustwirbelsäule zu krumm ist, oft mehr von Schmerzen in der Lendenwirbelsäule betroffen.
Es gibt jedoch noch einen zweiten Grund für Rückenschmerzen in der Schwangerschaft. Durch die Schwangerschaftshormone werden die Bänder weicher. Der Körper der Schwangeren bereitet sich so auf die Geburt vor. Die Fugen des Beckens werden durch die Hormone weitergestellt. Es gibt drei beweglich Fugen im Becken: hinten am Rücken die beiden Iliosakralgelenke, die Sie schon aus dem Kapitel über die ISG-Blockierung kennen, und vorne am Becken die Symphyse. Diese Fugen sind knorpelige Verbindungen der Beckenknochen mit einer geringen Beweglichkeit. Durch die

Hormone werden sie instabiler und anfälliger für Überlastung.
Der zweite Grund für Rückenschmerzen ist daher ein zu lockerer, gelegentlich instabiler Beckengürtel. Hier können vor allem Symphysengürtel helfen. Das ist ein tiefsitzender fester Gürtel, mit dem das Becken fest zusammengedrückt werden kann.
Diese beiden typischen Rückenschmerzursachen lassen sich durch Eigenübungen, Physiotherapie, Rücken-oder Symphysengürtel und gelegentlich Injektionen meist relativ gut behandeln. Worauf man in der Schwangerschaft allerdings völlig verzichten sollte, sind manualtherapeutische Mobilisationen der Iliosakralgelenke. (Auch unsere Eigenübung für das Iliosakralgelenk ist nicht ideal für Schwangere.) Denn das Iliosakralgelenk ist bei der Schwangeren sowieso schon viel zu viel beweglich. Die Übungen müssen die Lendenwirbelsäule und das Becken vielmehr stabilisieren.
Völlige Beschwerdefreiheit ist auch mit optimaler Therapie bis zur Geburt nicht zu erwarten, aber die Beschwerden lassen sich deutlich reduzieren. Da Schwangere sowieso ärztlich betreut werden, sind die Eigenübungen hier immer nur Ergänzung der ärztlichen oder physiotherapeutischen Behandlung. Meine Frau ist Frauenärztin. Wir arbeiten seit Jahren eng als Gynäkologisch - Orthopädisches Team zusammen, wenn es mal komplizierter wird, was zum Glück nicht so häufig ist. Auch dann lässt sich den Schwangeren oftmals noch sehr gut helfen – z.B. durch Injektionen oder Akupunktur und gezielte Physiotherapie.

Unspezifische Rückenschmerzen

Für nicht wenige Rückenschmerzen ist auch mit Einsatz sämtlicher diagnostischen Möglichkeiten keine Ursache zu finden. Untersuchungen an der Universität Göttingen haben ergeben, dass dies für ein Drittel der Fälle gilt. Bei leichten

Rückenbeschwerden, bei denen kein Arzt aufgesucht wird, liegt die Quote der nicht zuzuordnenden Rückenbeschwerden möglicherweise noch höher.
Dies ist keine Besonderheit der Rückenschmerzen. Auch viele andere Symptome oder Beschwerden können nicht immer auf eine bestimmte Krankheitsursache zurückgeführt werden. Ein Beispiel ist der Bluthochdruck. Die Mehrzahl der Blutdruckerkrankungen sind „essenziell“. Das ist ein Ausdruck der Mediziner dafür, dass sich keine spezifische Ursache finden lässt.
Bei einem subjektiven und emotional besetzten Symptom, wie Schmerzen es sind, gibt es jedoch oftmals Irritationen bei Patienten oder auch Ärzten, wenn keine spezifische Ursache gefunden wird. Diese sind jedoch nicht berechtigt. Schließlich lässt sich der unspezifische Rückenschmerz behandeln – wobei die Bewegungstherapie die wichtigste Säule der Therapie ist.

Ganz seltene Ursachen von Rückenschmerzen

Bei den meisten Patienten, die meine Arztpraxis wegen Rückenschmerzen aufsuchen, finden wir eine der oben beschriebenen Ursachen oder stellen fest, dass die Rückenschmerzen „unspezifisch“ sind. Darüber hinaus gibt es natürlich noch andere, seltene Ursachen von Rückenschmerzen, von denen einige sehr harmlos sind und andere durchaus ernsthafte Erkrankungen darstellen können. Auch aus diesem Grund sollte man einen Arzt aufsuchen, wenn Rückenschmerzen länger anhalten. Meistens wird sich dabei herausstellen, dass keine ernsthafte Krankheit vorliegt, denn diese kommen wie gesagt selten vor.
Wenn Sie eine Google-Recherche starten, werden Sie vermutlich auf viele Einträge zu diesen seltenen Erkrankungen stoßen. Das ist einer der Gründe, warum diese Recherchen meist zu unnötigen Ängsten führen. Bei Suchmaschinen kommen die seltenen Sachen eben sehr häufig vor, im wirk-

lichen Leben aber, wenig überraschend, tatsächlich nur sehr *selten*.

Denn „Seltenes ist selten", diesen Grundsatz lernen die jungen Mediziner schon in der Ausbildung, um falschen Alarm zu vermeiden, der mindestens ebenso schädlich ist wie Unaufmerksamkeit.

Ein anderer Satz, um zu verdeutlichen, wie unwahrscheinlich die seltenen Erkrankungen sind, lautet: „Wenn Sie vor dem Brandenburger Tor ein Hufeisen finden, stammt es wahrscheinlich von einem Pferd und nicht von einem Zebra."

Für Ärzte, die sich mit Rückenschmerzen beschäftigen, ist es eine große diagnostische Herausforderung, aus den vielen „Standardfällen" die Abweichungen und seltenen Krankheiten herauszufiltern. Man kann guten Gewissens davon ausgehen, dass die meisten Ärzte eine große Leidenschaft für diese Herausforderung haben. Und anders als Sie selbst muss Ihr behandelnder Arzt dafür keine Internet-Recherche durchführen. Er hat alles Notwendige ja in den mehr als zwölf Jahren seiner Aus- und Weiterbildung gelernt.

Eine Google-Recherche wird Ihnen also in den meisten Fällen nicht von Nutzen sein, es besteht jedoch die Gefahr, dass sie Sie in Ihrer Psyche und Gelassenheit erschüttert. Das fördert die Heilung Ihrer Beschwerden nicht.

Bleiben Sie besonnen und vermeiden Sie eine Suchmaschinen-Panik. Am besten machen Sie Ihre Eigenübungen und suchen einen Arzt auf, wenn es nicht nach einigen Tagen besser wird oder wenn sogenannte Alarmzeichen vorliegen.

Wann sollte ich einen Arzt aufsuchen?

Dieses Buch ersetzt nicht den Arztbesuch. Generell gilt, dass Sie einen Arzt aufsuchen sollten, wenn Ihre Beschwerden nicht innerhalb einiger Tage von selbst wieder abflauen. Es gibt darüber hinaus einige Alarmzeichen, die darauf hinweisen, dass möglicherweise eine ernstere Erkrankung hinter Rückenschmerzen steckt. In dem folgenden Kapitel mache ich Sie mit den Alarmzeichen bekannt. Wenn Sie solche Alarmzeichen bei sich bemerken, sollten Sie sich sofort um einen Arzttermin bemühen, um die Beschwerden abzuklären.

Aber bitte bedenken Sie: Auch wenn Alarmzeichen vorhanden sind, heißt das nicht, dass in jedem Fall eine ernste Erkrankung dahintersteckt. Die Alarmzeichen funktionieren wie die Alarmanlage Ihres Autos. Man sollte ein Alarmzeichen zwar ernst nehmen und bei einem Alarm nachsehen lassen; aber wie beim Losgehen der Autoalarmanlage wird sich in vielen Fällen herausstellen, dass dahinter nichts Beunruhigendes steckt.

Bleiben Sie also auch in diesen Fällen besonnen!

Die Alarmzeichen

Fraktur

Wenn eine Fraktur an der Wirbelsäule oder im Beckenbereich bei Ihnen bekannt ist, sollten Sie selbstverständlich einen Arzt aufsuchen, falls die Beschwerden plötzlich stärker werden.

Auch wenn eine Fraktur nicht bekannt ist, Sie aber einen Unfall hatten, der zu einer Fraktur an der Wirbelsäule führen *könnte*, benötigen Sie ärztliche Diagnostik, wenn Ihnen danach der Rücken schmerzt.

Typische Verletzungen, die Wirbelbrüche hervorrufen können, sind zum Beispiel:

- Verkehrsunfälle
- Reitunfälle
- Badeunfälle (Kopfsprung in zu flaches Wasser)
- Stürze auf den Rücken
- Stürze von einer Leiter, andere Stürze aus größerer Höhe
- Stürze bei sportlichen Übungen, z. B. an einer Reckstange

Osteoporose

Wenn man eine zu niedrige Knochendichte hat, kann aber auch ein sog. Bagatelltrauma zu einem Wirbelbruch führen. Unter einem Bagatelltrauma versteht man in der Medizin eine geringe Verletzung, die normalerweise nicht zu Brüchen führt, z. B. Husten, Niesen oder schweres Heben. Bei älteren Menschen oder bei Osteoporose-Patienten können jedoch auch diese geringen Kräfte schon Brüche bewirken.

Osteoporose heißt: Ein Mensch hat eine geringere Dichte und Festigkeit der Knochen. Immer dann, wenn eine Osteoporose vorliegt oder vorliegen könnte, würde man daher als Facharzt ein Röntgenbild der Wirbelsäule anfertigen.

Das betrifft vor allem:

- Menschen über 65 Jahren
- Menschen, bei denen schon eine Osteoporose bekannt ist

- Patienten, die über längere Zeit cortisonhaltige Medikamente eingenommen haben
- Menschen mit höherem Osteoporose-Risiko (z. B. erblich)

Tumore und Metastasen

Wenn bei Ihnen ein bösartiger Tumor in der Vergangenheit diagnostiziert wurde, sollten Sie sicherheitshalber ebenfalls einen Arzt aufsuchen, sobald Rückenschmerzen neu auftreten. Aber bleiben Sie auch hierbei kaltblütig und ruhig. Ein Facharzt wird zunächst einmal nur die erforderliche Diagnostik durchführen: Das sind in der Regel Röntgenaufnahmen und gelegentlich auch eine CT oder eine MRT. Zum Glück finden wir auch bei Patienten, die in der Vergangenheit eine Krebserkrankung hatten, in den meisten Fällen keine Tumormetastasen.
Viele Menschen fürchten sich vor Knochenkrebs. Man sollte aber wissen, dass dies eine sehr seltene Erkrankung ist, die sogar noch viel seltener vorkommt als Metastasen.
Auch hier gilt also: konsequent sein und alles Nötige abklären, aber sich nicht verrückt machen lassen.

Infektionen

Eine weitere seltene Ursache von Rückenschmerzen sind Infektionen. Das können Infektionen durch Bakterien sein, die zuerst irgendwo in den Körper eingetreten sind und später auf die Wirbelsäule übergreifen. In so einem Fall können sich Bakterien in einer Bandscheibe ansiedeln. Sie stammen ursprünglich aus anderen Entzündungsherden, z. B. im Zahnfleisch, in der Blase, der Galle oder der Lunge.
Früher traten häufiger infektiöse Erkrankungen der Wirbelsäule in Zusammenhang mit Tuberkulose auf. Die Wirbelsäulenform der Tuberkulose schien schon nahezu ausgestorben zu sein, in den letzten Jahren gibt es aber leider wieder einige Fälle. Doch die Wirbelsäulentuberkulose ist zum Glück noch eine sehr seltene Erkrankung.

Eine andere Ursache sind Infektionen, die nach Spritzen in die Wirbelsäule auftreten. Diese Infekte sind eine sehr seltene Folge von Injektionen an der Wirbelsäule.
An infektiöse Ursachen von Rückenschmerzen sollte man in folgenden Fällen denken:

- wenn Sie außer starken Rückenschmerzen allgemeine Symptome wie kürzlich aufgetretenes Fieber oder Schüttelfrost, Appetitlosigkeit, rasche Ermüdbarkeit haben
- wenn Sie irgendwo im Körper eine bakterielle Infektion hatten
- wenn Sie Drogen über Spritzen zu sich nehmen
- wenn Ihr Immunsystem durch eine Krankheit wie Aids abgeschwächt ist
- wenn Ihr Immunsystem durch Medikamente abgeschwächt wird (z. B. bei Chemotherapien oder mit Medikamenten gegen Krankheiten wie Rheuma oder andere Autoimmunkrankheiten)
- wenn Sie eine schwere Grunderkrankung haben
- wenn Sie in der letzten Zeit viel Gewicht verloren haben, ohne dass Sie eine Diät gemacht haben
- wenn erst vor Kurzem eine Spritzenbehandlung an der Wirbelsäule durchgeführt wurde
- wenn Sie starken nächtlichen Schmerz vor allem in Rückenlage haben.

Sollte etwas aus dieser Liste auf Sie zutreffen, suchen Sie am besten einen Arzt auf, um die Sache abklären zu lassen. Vermutlich wird der Arzt eine Blutuntersuchung durchführen und einige wenige Laborwerte bestimmen.

Lähmungen, Muskelschwächen und Gefühlsstörungen

Sie sollten ebenfalls umgehend einen Arzt aufsuchen, wenn Sie in Zusammenhang mit Rückenschmerzen bemerken, dass Sie bestimmte Muskeln von Armen oder Beinen nicht mehr bewegen können, oder wenn Sie merken, dass bestimmte Muskeln deutlich schwächer sind als die anderen. Das gilt vor allem für den Fall, dass die Schmerzen nicht nur im Rücken auftreten, sondern auch in die Beine oder in die Arme ausstrahlen.

Es ist nicht unbedingt gesagt, dass Lähmungen, Schwächen oder Gefühlsstörungen mit Ihren Rückenschmerzen zusammenhängen, es gibt auch noch andere häufige Ursachen. Gefühlsstörungen an Füßen oder Händen können zum Beispiel an einer Polyneuropathie liegen. Das ist eine Nervenschwäche, die etwa bei erhöhtem Blutzucker oder im Alter hervorgerufen werden kann. In jedem Fall benötigen Sie einen Arzt, wenn solche Symptome neu auftreten sollten.

Wie teste ich, ob Lähmungen vorliegen?

Bei den folgenden Versuchen zu Ihrer Beweglichkeit gilt: Wenn Sie Schwierigkeiten mit einer der Bewegungen haben, überlassen Sie die weitere Diagnostik einem Arzt. Sie sollten sich schnell um einen Arzttermin kümmern und bei der Anmeldung sagen, welche Bewegung Sie nicht ausführen können.

Zehenspitzengang

Gehen Sie auf den Zehenspitzen. Funktioniert das gut? Falls nicht, haben Sie eine Schwäche der Fußsenker.

Hackengang

Gehen Sie auf der Hacke und heben Sie dabei die Füße an. Diese Gangart erinnert an einen Pinguin. Funktioniert das gut? Falls nicht, haben Sie eine Schwäche der Fußheber.

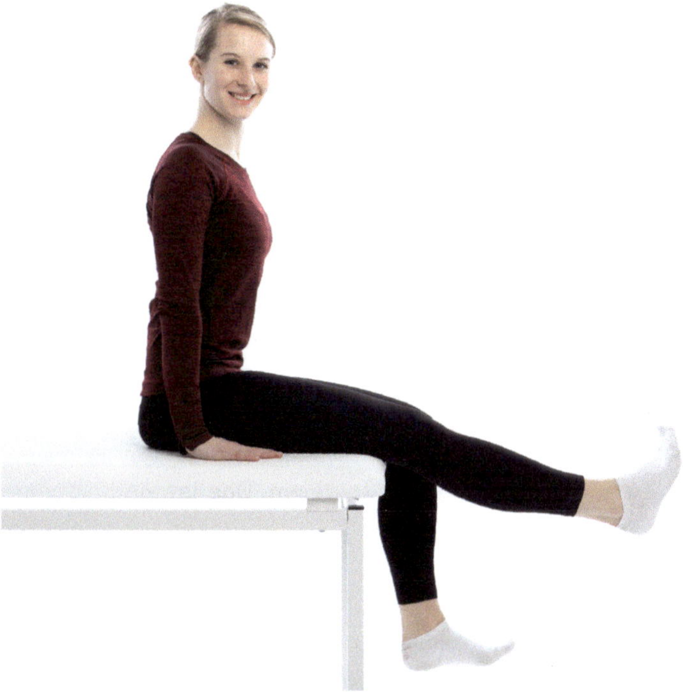

Kniestrecken

Setzen Sie sich auf einen Tisch. Strecken Sie Ihre Knie. Funktioniert das? Falls ja, ist es schon einmal ganz gut. Dann sollten Sie mit folgendem Test weitermachen:

Stellen Sie sich vor eine Treppe und versuchen Sie, gemütlich (ohne Schwung) zwei Stufen gleichzeitig hochzukommen. Funktioniert das gut? Falls nicht, haben Sie eine Schwäche der Kniestrecker.

Hüftbeugen

Setzen Sie sich auf einen Tisch. Die Knie sind gebeugt, sodass die Unterschenkel locker herunterhängen. Heben Sie jetzt die Oberschenkel hoch. Klappt das? Falls nicht, haben Sie eine Schwäche der Hüftbeuger.

Allgemein gilt: Wenn Sie nicht mehr auf den Zehen oder auf der Hacke stehen können, wenn Ihnen das Bein wegsackt, sobald Sie versuchen, zwei Treppenstufen auf einmal zu nehmen, oder wenn Sie im Sitzen die Oberschenkel nicht mehr anheben können, sollten Sie am besten gleich Ihren Arzt konsultieren oder in ein Krankenhaus gehen, das auch Bandscheibenoperationen durchführt. Denn das könnte ein Grund für eine OP sein.

Winken
Halten Sie Ihren Arm locker hoch, Schulter und Ellenbogengelenke dabei nicht ganz gebeugt und nicht ganz gestreckt halten. Strecken Sie jetzt Ihre Hand. Machen Sie eine Bewegung wie beim Winken. Klappt das gut? Gibt es einen Unterschied zum anderen Arm?

Ellenbogengelenk strecken
Beugen Sie Ihren Arm im Ellenbogengelenk und heben ihn dann hoch bis über Schulterhöhe. Danach strecken Sie Ihr Ellenbogengelenk, so als würden Sie eine Hantel stemmen.

Ellenbogengelenk beugen
Lassen Sie die Arme locker hängen und beugen Sie sie danach im Ellenbogengelenk, sodass die Unterarme angehoben werden.

Allgemein gilt: Wenn Sie Ihren Ellenbogen plötzlich nicht mehr strecken oder beugen können und wenn das Winken mit der Hand nicht mehr funktioniert, sollten Sie am besten gleich Ihren Arzt konsultieren oder in ein Krankenhaus gehen, das auch Bandscheibenoperationen durchführt. Denn das könnte ein Grund für eine OP sein.

Wenn ich das dumme Gefühl habe, meine Rückenschmerzen sind gefährlich – was mache ich dann?

Oft hat man das Gefühl, irgendetwas ist nicht in Ordnung, obwohl sachlich nichts dafür spricht. Das erlebt fast jeder einmal, nicht nur in Hinblick auf seine Gesundheit, sondern auch im täglichen Leben.

So können Sie das dumme Gefühl haben, Sie hätten vergessen, die Wohnungstür abzuschließen oder ein Fenster zuzumachen. Möglicherweise ist es keine schlechte Idee, diesem Gefühl zu folgen und wieder umzukehren, um nachzusehen. Wenn Sie dann feststellen, dass alles in Ordnung war, können Sie eigentlich beruhigt sein.

Was aber sollte man machen, wenn man das gleiche Gefühl am nächsten Tag schon wieder hat? Soll man dann wieder umkehren? Die meisten Menschen werden dem Drang widerstehen und sich sagen: „Ich will ja nicht zwanghaft werden. Es ist alles in Ordnung." Das ist ein gesundes und vernünftiges Verhalten.

Dieses Verhalten empfiehlt sich auch bei gesundheitlichen Problemen. Ich empfehle durchaus – auch dann, wenn man nur ein komisches Gefühl hat –, einen Arzt aufzusuchen. Aber achten Sie auch hier darauf, dass Sie nicht zwanghaft werden. Das Zwanghafte hat in diesem Fall einen Namen, er lautet „Hypochondrie".

Wie kann man also seinem Bauchgefühl folgen, ohne eine Hypochondrie zu entwickeln?

Ich empfehle Ihnen folgendes Vorgehen:

Gehen Sie zu einem Arzt Ihres Vertrauens und lassen Sie die Sache abklären. Für so eine Abklärung braucht ein erfahrener Arzt nicht unbedingt das volle diagnostische Programm. Es muss dafür also nicht unbedingt ein Röntgen-, ein MRT-, ein Labor- oder sonst ein apparativer Befund erstellt werden. Dem erfahrenen Arzt reichen oft ein paar Fragen und eine körperliche Untersuchung.

Doch jetzt kommt der wichtigste Punkt: Ziehen Sie nach der

Untersuchung ein schonungsloses Resümee – am besten schriftlich. Legen Sie sich fest und treffen Sie eine der beiden folgenden Aussagen:

- Diese Untersuchung war notwendig. Der Arzt hat etwas gefunden, was ernsthaft ist und behandelt werden muss und auch behandelt werden kann.
- Diese Untersuchung war eigentlich überflüssig, denn der Arzt hat nichts gefunden. Sie diente lediglich meiner Beruhigung.

Wenn sich bei der Untersuchung herausstellt, dass Ihre Sorgen unbegründet waren, seien Sie knallhart mit sich und schreiben Sie auf einen Zettel oder am besten in Ihr Tagebuch: „Heute überflüssige Untersuchung auf Rückenerkrankung bei Dr. XY. Ich war in Sorge, aber es war alles in Ordnung."

Wenn Sie nach einiger Zeit das Gleiche noch einmal erleben, sollten Sie sich an diese überflüssige Untersuchung erinnern können. Damit das gelingt, müssen Sie sich die Überflüssigkeit bewusst machen.

Ich vertrete keineswegs die Ansicht, man solle danach nie wieder einen Arzt wegen der gleichen Sache aufsuchen – das wäre töricht. Wichtig ist die Bewusstmachung. Spätestens wenn Ihnen das Gleiche zum dritten Mal passiert, werden Sie wachsam sein und sich wie bei der Sorge um nicht verschlossene Türen und Fenster sagen: „Ich muss aufpassen, dass ich nicht zwanghaft werde."

Der absolute Notfall – sofort zum Arzt oder ins Krankenhaus

Wenn Sie während einer Rückenschmerzattacke noch zusätzlich Probleme beim Wasserlassen oder beim Stuhlgang bekommen, kann das ein ernstes Alarmzeichen sein. Es kann zu irreversiblen Schäden führen, wenn Bandscheibenvorfälle die Nervenfasern bedrängen, die für die Steuerung der Blase oder des Darmes zuständig sind. Bei einer solchen Bedrängung muss der Bandscheibenvorfall noch am gleichen Tag operiert werden. Das tritt zwar nur sehr selten auf, wenn es aber passiert, sollte man keine Zeit verlieren. Am besten sucht man sofort einen Arzt auf oder begibt sich direkt in ein Krankenhaus, das Bandscheibenoperationen durchführt. Sollte man keinen Termin bekommen, vor allem in der Nacht oder am Wochenende, ist dies ein klarer Fall für die Notaufnahme.

Alarmzeichen beim Wasserlassen

Während einer Rückenschmerzepisode bemerken Sie plötzlich, dass Sie nicht mehr spüren, wie Sie Wasser lassen.
Auch wenn Sie plötzlich nicht mehr spüren, dass Sie Wasser lassen müssen, ist das ein Alarmzeichen.
Wenn Sie während einer Rückenschmerzepisode plötzlich inkontinent werden, kann das an einem großen Bandscheibenvorfall liegen.

Probleme beim Stuhlgang

Während einer Rückenschmerzepisode bemerken Sie plötzlich, dass Sie kein Gefühl beim Stuhlgang mehr haben.
Auch wenn Sie plötzlich nicht mehr merken, dass Sie zur Toilette müssen, ist das ein Alarmzeichen.
Wenn Sie während einer Rückenschmerzepisode plötzlich inkontinent werden, kann das an einem großen Bandscheibenvorfall liegen.

Kein Gefühl an der Innenseite der Beine

Zu den Alarmzeichen gehört auch, wenn Sie plötzlich bemerken, dass Sie an den Innenseiten der Beine oder im Genitalbereich plötzlich kein Gefühl mehr haben.

Seien Sie konsequent und machen Sie sich nicht verrückt!

Auch in diesen Fällen gilt: Ob das Alarmzeichen wirklich eine Gefahr anzeigt, muss durch eine ärztliche Untersuchung geklärt werden. In den oben genannten Fällen sollte diese allerdings sofort – also am gleichen Tag – erfolgen. Warten Sie nicht, weil Wochenende ist oder Ihre Tante Silberhochzeit feiert, sondern gehen Sie damit sofort zum Arzt oder ins Krankenhaus. Oft werden sich bei der Untersuchung zwar andere (harmlosere) Ursachen finden lassen, etwa Probleme mit der Prostata oder eine Beckenbodenschwäche. Doch in jedem Fall muss eine solche Situation abgeklärt werden.

Ist es psychisch?

Natürlich ist es psychisch!

Viele Menschen haben Schwierigkeiten, eine Grundtatsache der Schmerztherapie zu akzeptieren: Jeder Schmerz ist zumindest teilweise psychisch. Sie befürchten, dies sei gleichbedeutend damit, dass man sich seine Schmerzen nur einbildet. Das ist damit aber nicht gemeint. Vielmehr ist es so, dass jeder Schmerz, egal welche körperliche Ursache er hat, immer auch eine psychische Komponente einschließt.

Das kann man sich am besten an folgendem Beispiel verdeutlichen: Wenn ein Fußballspieler sich einen Bänderriss während eines Spiels zuzieht, tut das natürlich weh. Aber wie stark der Schmerz ist, hängt nicht so sehr vom Ausmaß der Verletzung ab, sondern von Faktoren wie dem Spielstand oder Ähnlichem. Sollte die Verletzung in den letzten Minuten eines Endspiels der Fußballweltmeisterschaft auftreten, wird der Spieler die Verletzung vermutlich erst wahrnehmen, sobald der Abpfiff ertönt. Hat seine Mannschaft gewonnen, wird ihm in der Euphorie der Siegesfeier der Schmerz ziemlich egal sein. Die Chance ist also groß, dass er kaum Schmerzen spürt, bis er den Pokal in den Händen hält.

Ganz anders verhält es sich, wenn die äußeren Bedingungen eher traurig sind. Ein Spieler, der sich in einem Spiel kurz vor Beginn der WM verletzt, weiß schon in dem Moment, in dem der Unfall geschieht, dass die sicher geglaubte WM-Teilnahme geplatzt ist. Er wird ziemlich sicher den Schmerz viel stärker empfinden als der Sieger im Endspiel. Oder er wird vor lauter Kummer gar keinen Schmerz mehr wahrnehmen. Aber auch das ist eine psychische Beeinflussung der Schmerzempfindung.

Beim Rückenschmerz ist das nicht anders. Besonders stark wirkt sich hier die Angst aus. Wenn man befürchtet, der Rückenschmerz wäre Ausdruck von etwas besonders Schlimmem, wird der Schmerz sofort stärker. Es ist daher nicht nur überflüssig, sondern für den Schmerzverlauf eher ungünstig, erst mal eine ausführliche Google-Recherche zu starten, wenn man einen Hexenschuss hat. Da waren unsere Vorfahren deutlich besser dran. Sie mussten sich in einem solchen Fall eher auf Scherze ihrer Mitmenschen gefasst machen. Wer einen Hexenschuss hatte, musste sich neben dem Schaden nicht um den Spott sorgen: „Na, hat die Hexe dich erwischt? Du bist doch viel zu jung dazu!"

Anders als man denken könnte, war dieses burschikose Verhalten von Freunden und Verwandten für die Betroffenen besser als die internetbasierte Ängstlichkeit von heute.

Die Angst wird nicht geringer, wenn dann auch noch eine MRT-Aufnahme angefertigt wird und darin ein Bandscheibenvorfall zu sehen ist. Auf einem Magnetresonanztomogramm kann man Bandscheibenvorfälle besonders gut erkennen. Noch besser als in einer Computertomografie. Aber leider hat man nicht immer auch bereits die Ursache gefunden, wenn man in einer MRT-Aufnahme einen Bandscheibenvorfall sieht. Denn es gibt viele Bandscheibenvorfälle, die keine Beschwerden verursachen (bitte erinnern Sie sich an die Informationen im Kapitel über den Bandscheibenvorfall, siehe Seite 15 f.). Es ist daher durchaus möglich, dass man Beschwerden hat, die mit den Bandscheibenvorfällen auf den MRT-Bildern gar nichts zu tun haben, sondern die eine andere Ursache haben, z. B. Muskelschmerzen.

Dummerweise werden die Schmerzen bei fast jedem Menschen sofort stärker, wenn man in den MRT-Bildern sieht, dass man einen Bandscheibenvorfall hat. (Der Autor weiß das aus eigener Erfahrung als Patient.)

Deshalb ist es nicht nur überflüssig, eine MRT durchzuführen, wenn es keine präzise Fragestellung des Arztes dazu gibt; es kann den Schmerz oft sogar verschlimmern. Der Grund ist unsere Psyche: Die MRT-Befunde verstärken die Angst, und die Angst verstärkt den Schmerz.

Keine Angst!
Viele Menschen glauben, dass der psychische Beitrag zum Schmerz etwas mit psychischer Krankheit, vielleicht einer schweren Kindheit oder einem Trauma zu tun haben müsste. Das kommt natürlich auch vor. Meistens ist der psychische Beitrag aber viel banaler und einfacher: Es sind negative Gedanken und Einstellungen, die man über die Schmerzen hat und die einen ängstigen. Und diese Angst kann wirklich jeden treffen.
Versuchen Sie in allem, gelassen an Ihren Rückenschmerz heranzugehen. Der typische Rückenschmerz hat keine gefährliche Ursache. Er ist meist gut zu behandeln.
Es wird oft gesagt, man solle eine negative Einstellung vermeiden, und oft ist das nur eine Phrase. Beim Rückenschmerz aber bringt Sie diese Einstellung gesundheitlich tatsächlich sehr weit voran: Versuchen Sie, negative Gedanken zu vermeiden und durch positive zu ersetzen.

Vier Gedanken, die die Sache verschlimmern, und vier Gedanken, die helfen

Es sind vor allem vier Ängste bzw. Befürchtungen, die dazu führen, dass man einen Rückenschmerz als besonders stark und besonders schlimm empfindet. Zu jedem dieser Gedanken gibt es aber zum Glück Gegenargumente, die nicht berechtigte Ängste mindern können. Und vergessen Sie nicht: Es geht hier um Befürchtungen, um Ängste, nicht um tatsächliche Befunde.

Die Befürchtung lautet:
Es steckt etwas sehr Gefährliches dahinter.
Wahrscheinlicher ist, dass es nichts Gravierendes ist.
Erinnern Sie sich daran, dass die meisten Beschwerden am Rücken harmlose Ursachen haben, auch wenn der Schmerz stark sein kann. Nur sehr selten müssen Bandscheibenvorfälle operiert werden. Ebenfalls kommt es nur sehr selten vor, dass gravierende Erkrankungen dahinterstecken. Zum Glück gibt es Ärzte. Wenn die Beschwerden länger andauern, kann man alles Erforderliche abklären.

Es quält einen die Frage:
Warum ausgerechnet ich?
Die positive Einstellung lautet:
Es ist ganz normal, Rückenschmerzen zu haben.
Es kann zwar sein, dass Rückenschmerzen so etwas wie ein Alarmzeichen des Körpers darstellen. Es ist daher nicht falsch, darüber nachzudenken, was man verbessern kann. Sie können sich fragen:

- Habe ich eine dauerhaft schlechte Haltung?
- Ist mein Fitnesszustand gut genug oder sollte ich mehr Zeit in meine Fitness investieren?

- Rauche ich? Denn Rauchen kann auch Rückenschmerzen begünstigen.
- Habe ich zu stark ausgeprägtes Übergewicht?
- Gehe ich gut mit mir um?
- Habe ich zu viel Stress? Oder mache ich mir zu viel Stress?
- Sitze ich zu viel am Computer?
- Benutze ich mein Smartphone zu lange und zu häufig?
- Gönne ich mir genügend Schlaf?
- Sollte ich vielleicht achtsamer sein und einige Minuten am Tag meditieren?

Aber erinnern Sie sich auch daran, dass Rückenschmerzen sehr häufig vorkommen. Es muss nicht immer „etwas dahinterstecken". Oft ist es Pech, Rückenschmerzen zu haben. Statt sich zu sorgen, ist es in jedem Fall schlauer, einfach etwas gegen die akuten Beschwerden zu unternehmen. Wenn Sie bei den soeben gestellten Fragen entdecken, dass Sie Ihr Leben in dem einen oder anderen Punkt zum Positiven verändern wollen, umso besser.

Die Angst treibt einen um:
Wenn ich jetzt schon Rückenschmerzen habe, wird es in der Zukunft noch viel schlimmer werden.
Bleiben Sie ruhig: Die Statistik sagt, dass der Gipfel der Rückenschmerz-Häufigkeit in den mittleren Jahren liegt; später, im Alter, hat man weniger Rückenschmerzen.

Die Befürchtung lautet:
Gegen die Rückenschmerzen kann ich nichts machen.
Denken Sie positiv: Ich kann mir selbst helfen.
Viele Menschen denken, man sei den Rückenschmerzen hilflos ausgeliefert. Oder sie glauben, nur Hilfe von außen, z. B. durch den Arzt oder Physiotherapeuten, könne ihnen helfen. Dabei sind die meisten Rückenschmerz-Attacken schon nach wenigen Tagen vorüber, selbst ohne Arzt oder andere Therapeuten. Die Mediziner sagen in einem solchen Fall: Der

spontane Verlauf ist günstig. Natürlich gibt es Menschen mit chronischen Rückenschmerzen, aber das ist nicht die Mehrheit. Lassen Sie sich auch nicht durch dramatische Schilderungen von Freunden und Bekannten verunsichern. Oft werden die Erlebnisse aufgebauscht und ausgeschmückt. Denn anders als noch vor einigen Jahrzehnten kann man heute problemlos in Gesellschaft lang und breit von Rückenschmerzen erzählen und darüber diskutieren. Rückenschmerzen sind alles andere als ein Tabuthema. Sie sind oft ein Teil der alltäglichen Unterhaltung.

Lassen Sie sich nicht verunsichern: Nicht nur der spontane Krankheitsverlauf ist auf Ihrer Seite, Sie können auch selbst viel gegen Ihre akuten Rückenschmerzen unternehmen.

Was kann ich selbst tun?

- Bleiben Sie kaltblütig und gelassen.
- Schalten Sie eventuell einen Gang zurück.
- Bleiben Sie aber dabei aktiv!
- Nutzen Sie bewährte Hausmittel.
- Nehmen Sie, falls erforderlich, Medikamente.
- Nutzen Sie Akupunktur oder Akupressur.
- Machen Sie Eigenübungen.

Medikamente

In vielen Leitlinien werden Medikamente empfohlen. Und natürlich sind Medikamente ein wichtiger Bestandteil der akuten Rückentherapie. Ich bin allerdings der Meinung, dass mechanische Therapie, also Eigenübungen und Physiotherapie, meist wichtiger sind.
Im Folgenden gebe ich einige Hinweise zu den Medikamenten, die ich für empfehlenswert halte.

Bitte beachten Sie dabei: Ich weise nicht auf alle Nebenwirkungen und nicht immer auf die Dosierung hin. Lesen Sie daher unbedingt vor Gebrauch der Medikamente den Beipackzettel oder „fragen Sie Ihren Arzt oder Apotheker". Denn es geht ja um Ihren ganz persönlichen Einzelfall.

Oft werden von uns Ärzten bei Rückenschmerzen Medikamente verschrieben, die zu den Nicht Steroidalen Antirheumatika (NSAR) gehören. Antirheuma-Medikamente sind bei Rückenschmerz deshalb so gut wirksam, weil der Rückenschmerz teilweise auch entzündliche Ursachen hat (siehe das Kapitel über den Bandscheibenvorfall, Seite 15 f.).
Sehr leichte Schmerzmittel, die in Leitlinien oft empfohlen werden, sind Aspirin und Paracetamol. Diese Medikamente sind frei verkäuflich, Sie können jederzeit einen Versuch mit ihnen starten. Nach meiner Erfahrung sind die Erfolge aber nicht so überzeugend, wie die Leitlinienverfasser sich das vorgestellt haben. Es ist auch nicht so, dass sie ohne Risiken sind. Paracetamol z. B. kann die Leber schädigen.

Ich verwende in meiner Praxis daher vor allem folgende Medikamente aus der Gruppe der NSAR.

Ibuprofen

Am häufigsten benutzen meine Patienten Ibuprofen. Es wirkt gegen Schmerz und gegen Entzündung und hat relativ überschaubare Nebenwirkungen. Bis 400 mg ist dieses Medikament frei verkäuflich. Meistens reicht diese Dosis aus, selten sind höhere Dosierungen erforderlich. Dann benötigen die Patienten von mir ein Rezept.

Diclofenac

Am stärksten antientzündlich und weniger gegen den Schmerz wirkt Diclofenac. Es ist ein altbewährtes Medikament. Wenn Sie, wie ich selbst, dieses Medikament gut vertragen, ist es bei akuten Rückenschmerzen – nur für kurze Zeit angewendet – sicherlich eine sehr gute Wahl. Wenn man Diclofenac aber über längere Zeit nimmt, können gravierende Probleme entstehen, denn das Medikament schädigt auf längere Sicht u. a. Magen und Niere. Bekannt ist die Leidensgeschichte eines Fußballspielers, der über lange Jahre Diclofenac einnahm und schließlich eine Niere verlor.
Diclofenac ist bis 25 mg rezeptfrei in der Apotheke zu kaufen. Einige Patienten nehmen mehr ein als die 2-mal 25 mg, die eigentlich für den rezeptfreien Verkauf vorgesehen sind. Ich warne davor, dies zu tun, und vor allem vor einem längeren Gebrauch. Wenn man Diclofenac in höherer Dosierung oder über längere Zeit benötigt, sollte man es nur über ein Rezept von einem Arzt beziehen, der vorher klärt, ob man Kontraindikationen hat und es wirklich benötigt.
Diclofenac lässt sich auch als Salbe oder als Pflaster direkt auf die betroffenen Stellen am Rücken äußerlich auftragen. Das ist keine schlechte Idee und wirkt oft sehr gut. Wichtig jedoch: Auf keinen Fall sollte der gesamte Rücken eingerieben werden, sondern nur eine kleine, zentrale Schmerzstelle. Denn sonst droht eine Überdosierung durch Aufnahme durch die Haut.

Etoricoxib und Celecoxib

Etoricoxib und Celecoxib sind Medikamente, die ähnliche Wirkungen haben wie das Diclofenac und weniger Nebenwirkungen aufweisen sollen. Einige Patienten sprechen exzellent auf diese Medikamente an. Mein Eindruck ist, dass die Wirkung im Allgemeinen etwas schwächer ist als die von Diclofenac. Beide Medikamente sind am Rücken aber nur für den Morbus Bechterew, also für eine rheumatische Erkrankung, und für Arthrose zugelassen. Zudem sind sie relativ teuer. Daher werden sie zu Recht nur zurückhaltend von Ärzten verschrieben.

Reine Schmerzmittel: Metamizol

In manchen Fällen (z. B. bei Frakturen) benötigt man ein reines Schmerzmittel (also ohne wesentliche Entzündungshemmung). Ein solches ist zum Beispiel Metamizol. Metamizol ist ein sehr lange bekanntes und bewährtes Medikament. Es wurde schon im Zweiten Weltkrieg vor allem bei Knochenschmerzen angewendet.

Die Tatsache, dass ein Medikament schon so lange auf dem Markt ist, hat einen wesentlichen Vorteil: Man kann die Nebenwirkungen ziemlich gut überschauen. Bei diversen neuen Medikamenten, die angeblich nebenwirkungsarm sind und in den letzten Jahren auf den Markt kamen, hat sich nach einiger Zeit herausgestellt, dass sie viele schwere, bislang unbekannte Nebenwirkungen haben. Es ist also meistens von Vorteil, das langjährig bekannte Medikament (also z. B. Metamizol oder Diclofenac) zu nehmen und nicht die teure Innovation mit den unbekannten Risiken.

Im Laufe der Jahre wurde Metamizol in der medizinischen Presse mal verdammt und mal hoch gelobt. Beides erscheint oft übertrieben. Es gilt jedoch vor allem, zwei gravierende Nebenwirkungen zu beachten, die allerdings extrem selten auftreten: Es kann zu Blutbildveränderungen und schweren allergischen Zwischenfällen kommen. Deshalb ist das Medikament aus gutem Grund rezeptpflichtig. Bei längerer Einnahme sollte das Blutbild kontrolliert werden.

Muskelentspannungsmittel

Bis vor ein paar Jahren wurden sehr häufig bei akuten Rücken- oder Nackenschmerzen Medikamente gegen Muskelverspannung verordnet. Sehr beliebt war der Wirkstoff Tetrazepam. Die Beliebtheit beruhte vor allem darauf, dass Tetrazepam die Stimmung beeinflusste, schläfrig und vor allem süchtig machte. Trotz oder vielmehr wegen der Suchtgefahr war das Medikament ein Kassenschlager. Zum Glück wurde dieser Unfug inzwischen beendet und das Medikament aus dem Verkehr gezogen, leider aber auch die meisten anderen Medikamente zur Muskelentspannung.
Ein verbliebenes Medikament, das man guten Gewissens und mit Erfolg einsetzen kann, ist Methocarbamol. Dieser Wirkstoff wirkt zentral im Gehirn, macht allerdings nicht müde. Es wirkt als Schmerzmittel und für Muskelentspannung – ist also für den akuten Rückenschmerz und Nackenschmerz besonders gut geeignet.

Opioide und Cannabis-Medikamente

In früheren Zeiten wurden Opioide, d. h. Medikamente, die morphinartige Eigenschaften aufweisen, skeptisch beurteilt und von den Ärzten wohl auch zu restriktiv verordnet. In den vergangenen zwei Jahrzehnten ist man hingegen eher zu sorglos mit Opioiden umgegangen. In den USA kam es zu einer regelrechten Suchtepidemie mit Millionen Süchtigen und Hunderttausenden von Toten in den letzten fünfzehn Jahren. Auch in Deutschland gab es bei den Opioiden viel fehlerhaften Gebrauch. Die Zahl der Süchtigen bei uns ist nicht bekannt. Beim akuten Rückenschmerz sollte man Opioide deshalb besser nicht einsetzen. Ausnahmen sind bestimmte spezifische Rückenschmerzformen wie zum Bei-

spiel Wirbelkörperfrakturen. Das sehen zum Glück auch die ärztlichen Leitlinien inzwischen so.
Die allerneueste Mode ist das Cannabis. In den letzten Jahren sind leider die cannabisbasierten Medikamente durch die Presse und sogar von politischen Parteien sehr stark gefördert worden. Es ist daher zu erwarten, dass die nächste Suchtepidemie schon vorprogrammiert ist. Cannabis ist beim Rückenschmerz nicht wirksam und überdies nicht zugelassen.

Naturheilkundliche Medikamente

Viele Patienten, die Nicht Steroidale Antirheumatika (NSAR) nicht vertragen, greifen zu naturheilkundlichen Medikamenten. Besonders beliebt sind Traumeel und Bromelain bei meinen Patienten.
Traumeel ist ein homöopathisches Medikament. Ich stehe der Homöopathie skeptisch gegenüber. Allerdings sehe ich sehr wohl, dass nicht wenige Patienten damit zufrieden sind. Gegen einen Versuch mit diesem Medikament ist daher überhaupt nichts einzuwenden.
Bromelain ist ein Ananas-Enzym. Gegen das Wirkmodell dieses Medikaments gibt es plausible pharmakologische Einwände, aber besonders unter Sportlern ist es sehr populär. Wenn Patienten es nehmen, um Diclofenac zu vermeiden, haben sie oft, aber längst nicht immer, damit Erfolg. Eine Ananas-Allergie ist zu beachten. Wenn man Bromelain anwendet, sollte man es in ausreichendem Abstand zu den Mahlzeiten einnehmen; sonst kommt es zu Wechselwirkungen mit den Nahrungsbestandteilen, die vor allem in Darmgeräuschen und Darmluft enden, ohne zur Schmerzlinderung zu führen.

Akupunktur und Akupressur

Akupunktur

Akupunktur galt lange als esoterische Außenseitermedizin, obwohl es viele gute Studien dazu gibt. Vermutlich ist Akupunktur besser durch Studien belegt als die meisten operativen Therapieverfahren. Das wurde aber lange nicht richtig anerkannt, bis vor mehr als einem Jahrzehnt in Deutschland eine groß angelegte Studie durchgeführt wurde, die die Wirksamkeit bei zwei Erkrankungen sehr eindrucksvoll belegte (GERAC-Studie 2007). Seitdem ist Akupunktur bei chronischen Schmerzen der Lendenwirbelsäule (LWS) und bei Kniearthrose eine Leistung der gesetzlichen Krankenkassen.

Seit mehr als dreißig Jahren arbeite ich mit Akupunktur. Ich weiß daher, dass sie auch bei akuten Rückenschmerzen hilft. Allerdings ist der Unterschied zwischen der Wirkung von Medikamenten und Akupunktur beim chronischen Rückenschmerz eindrucksvoller als beim akuten Rückenschmerz. Das liegt meines Erachtens aber vor allem an den Medikamenten, denn bei chronischen Rückenschmerzen helfen Medikamente nur wenig, bei akuten hingegen wirken sie sehr gut. Die Akupunktur hingegen ist gleichermaßen bei akuten wie chronischen Rückenschmerzen ein gutes Therapiemittel.

Man sollte aber Folgendes bedenken: Wenn Sie Medikamente wie Diclofenac und Ibuprofen gut vertragen, ist die Einnahme eines Medikaments bei akuten Beschwerden vermutlich die kostengünstigere, einfachere und schnellere Behandlungsmöglichkeit.

Wenn Sie Medikamente allerdings aus bestimmten Gründen nicht vertragen oder diese nicht so gut wirken (und Ihr Hausarzt oder Facharzt Akupunktur anbietet), ist Akupunkturbehandlung kombiniert mit Eigenübungen oft eine gute Alternative.

Manchmal kann zwar schon eine einzige Behandlung ausreichen, aber meist benötigt man 5-10 Sitzungen. Bei akuten Beschwerden müssen Kassenpatienten die Kosten selbst tragen, die gesetzlichen Krankenkassen übernehmen die Kosten nur bei chronischen LWS-Schmerzen.

Akupressur

Es kann daher sinnvoll sein, eine Eigenbehandlung mit Akupressur durchzuführen. Bei der Akupressur werden die Akupunkturpunkte nicht mit Nadeln gestochen. Stattdessen werden sie durch Druck behandelt, Druck, der durch die eigene oder eine fremde Hand (z. B. die des Partners) ausgeübt wird.

Die Punkte an den Armen sind sehr gut zur Eigenbehandlung geeignet, die an den Beinen besser für eine Partnerbehandlung. Um die Punkte an den Beinen zu erreichen, muss man sich etwas krumm machen. Meist ist die krumme Haltung bei akuten Rückenschmerzen nicht von Vorteil.

Vier Punkte an den Armen und Händen

Dickdarm 4
Der Punkt liegt in der Mittelhand zwischen den Mittelhandknochen des Daumens und des Zeigefingers. Spreizen Sie Daumen und Zeigefinger. Drücken und massieren Sie den Punkt.

Dünndarm 5
Der Punkt liegt an der Außenseite des Mittelhandköpfchens des Kleinfingers. Drücken und massieren Sie den Punkt.

Zusatzpunkte
Es gibt zwei effektive Zusatzpunkte an der Hand. Einer liegt zwischen den Mittelhandknochen von Zeigefinger und Mittelfinger, der andere zwischen den Mittelhandknochen von Ringfinger und Mittelfinger. Drücken und massieren Sie die Punkte.

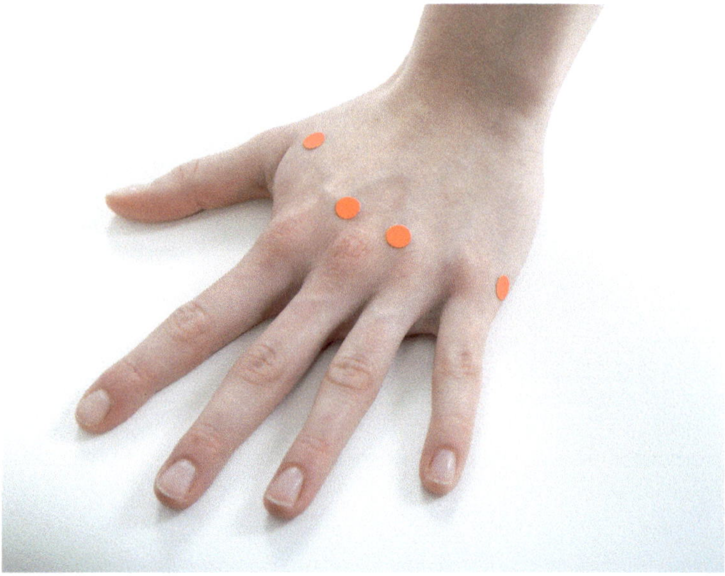

Zwei Punkte an den Beinen und Füßen

Blase 60
Dieser Punkt liegt direkt hinter dem Außenknöchel. Drücken Sie vorsichtig mit den Fingern auf diesen Punkt. Vermeiden Sie eine über einen längeren Zeitraum krumme, vorgebeugte Haltung.

Gallenblase 34
An der Außenseite des oberen Unterschenkels, kurz unterhalb des Knies, finden Sie das Wadenbeinköpfchen, indem Sie mit gebeugtem Knie den Unterschenkel etwas hin- und herdrehen. Der Knochen, den Sie dabei spüren, ist das Wadenbeinköpfchen. In der Mulde dahinter liegt der Punkt Gallenblase 34 – der Meisterpunkt der Muskeln, Sehnen und Gelenke. Sehr vorsichtig drücken und massieren!

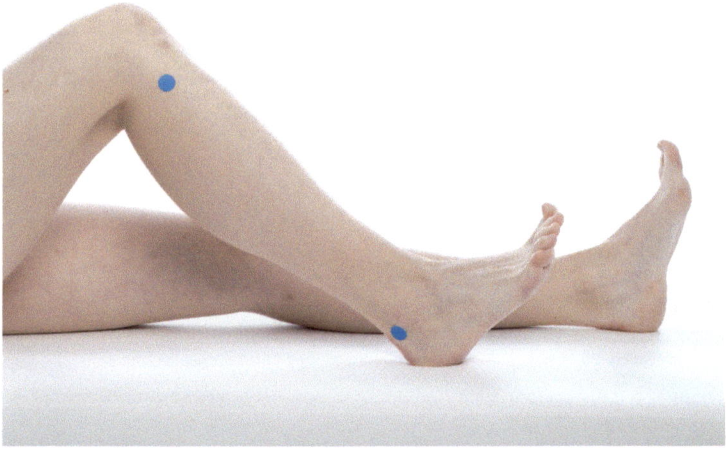

Punkte am Rücken: Blasenmeridian

In der chinesischen Medizin werden Rückenschmerzen oft mit Punkten des Blasenmeridians behandelt. Dieser Meridian verläuft längs der Wirbelsäule neben den Dornfortsätzen. Die Dornfortsätze sind die am besten tastbaren Knochenanteile der Wirbelsäule, man kann sie in der Mitte des Rückens tasten.

Der Blasenmeridian verläuft „zweispurig". Auf jeder Körperseite gibt es zwei parallele Verläufe: den inneren und äußeren Blasenmeridian.

Die Punkte des **äußeren Blasenmeridians** finden Sie, indem Sie die Stelle 3 Daumenbreiten neben den Dornfortsätzen drücken. Das ist quasi der rechte „Fahrstreifen".

Weiter innen liegt der **innere Blasenmeridian**. Seine Punkte befinden sich ca. 1,5 Daumenbreiten von den Dornfortsätzen entfernt. Sie sind so etwas wie der linke „Fahrstreifen", die Überholspur der Akupunktur.

Die markierten Punkte (siehe Abbildung) stellen Akupunkturpunkte des Blasenmeridians im unteren Lendenwirbelsäulenbereich dar, sie sind gut für eine Selbstbehandlung zu erreichen. Der Blasenmeridian ist allerdings viel länger, er

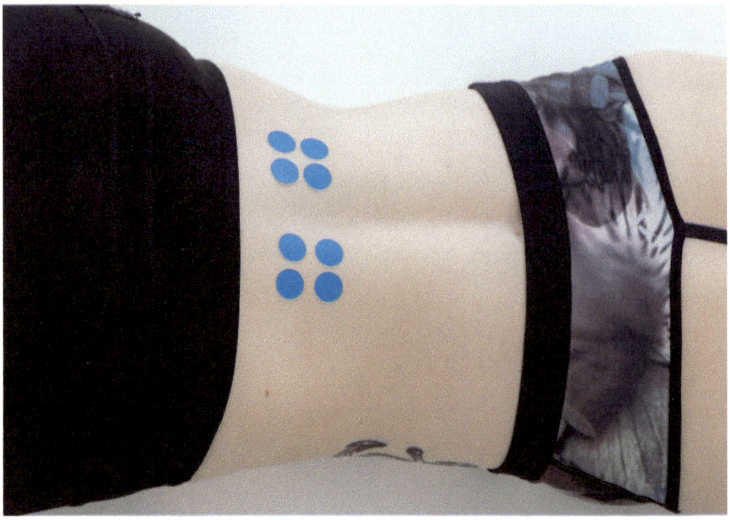

umfasst die gesamte Wirbelsäule, sodass der Arzt bei der Akupunktur noch mehr Möglichkeiten hat.
Ich empfehle Ihnen, an dem betroffenen Wirbelsäulensegment beide Punkte auf jeder Seite auszuprobieren (einmal 1,5 Daumenbreiten, einmal 3 Daumenbreiten vom knöchernen Dornfortsatz in der Mitte entfernt).
Sie haben den richtigen Punkt gefunden, wenn Sie mit mäßigem Druck eine leichte Missempfindung auslösen können, die nach einiger Zeit wieder verschwindet.
Sie können sich durch Ihren Partner behandeln lassen – dann aber besondere Vorsicht. Es darf nicht zu stark gedrückt werden. Im unteren Lendenwirbelsäulenbereich gelingt es meist leicht, die Punkte selbst zu drücken.
Besonders gut funktioniert das mit einer dynamischen Akupressur. Ich habe für diese dynamische Akupressur-Methode eine gute Eigenübung etwas verändert:

Übung: Dynamische Akupressur im Stehen
Besonders gut wirkt die Akupressur, wenn Sie sie mit Eigenübungen kombinieren. Eine effektive Kombination ist die dynamische Akupressur des Blasenmeridians im Stehen.

Ziel der Übung:
Sie vertiefen das Hohlkreuz und üben Druck aus auf die Akupressurpunkte des Blasenmeridians im unteren Rücken.

Die Ausgangsstellung:
Nehmen Sie einen breitbeinigen und aufrechten Stand ein.

So wird's gemacht:
Sie suchen zwei empfindliche Stellen des Blasenmeridians auf und drücken mit den Daumen oder mit den Knöcheln der Finger auf diese Akupressurpunkte. Ob für Sie der innere oder äußere Meridian am besten ist, müssen Sie ausprobieren. Drücken Sie daher neben den Dornfortsätzen der unte-

ren Lendenwirbelsäule einmal mit 1,5 Daumenbreite und einmal mit 3 Daumenbreiten Abstand.
Die Punkte sollten etwa auf der Höhe liegen, wo Sie die Schmerzen spüren. Beim Druck auf die Punkte lässt sich eine nicht völlig unangenehme Missempfindung auslösen.
Massieren Sie mit Daumen oder Knöcheln auf diesen Punkten herum. Probieren Sie auch durch Verschieben der Druckpunkte mehrere Varianten aus, um diese möglichst optimal zu treffen.

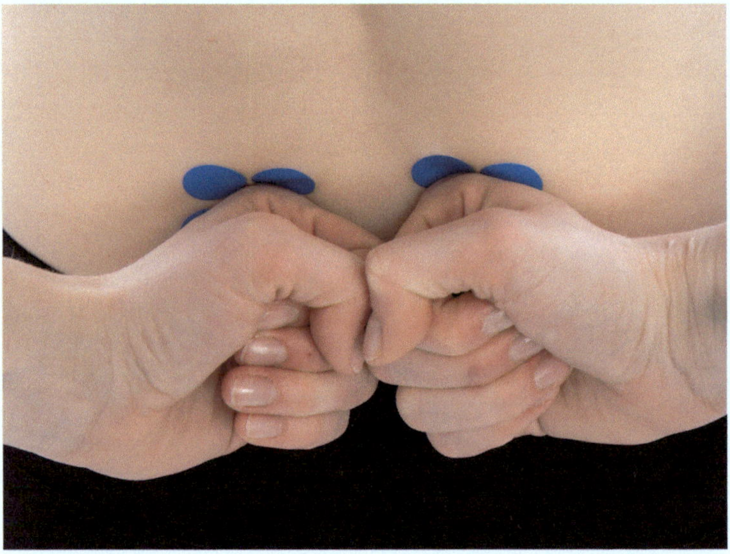

Lehnen Sie sich nach hinten zurück, sodass Sie ein wenig ins Hohlkreuz fallen. Bleiben Sie so für längere Zeit stehen.
Wenn Sie das Kapitel über die Eigenübungen lesen, werden Sie bemerken, dass diese Übung hervorragend in die Lordose-Strategie passt.

Wie lange? 5 Atemzüge.
Wie häufig? Im akuten Fall 1 x jede wache Stunde.

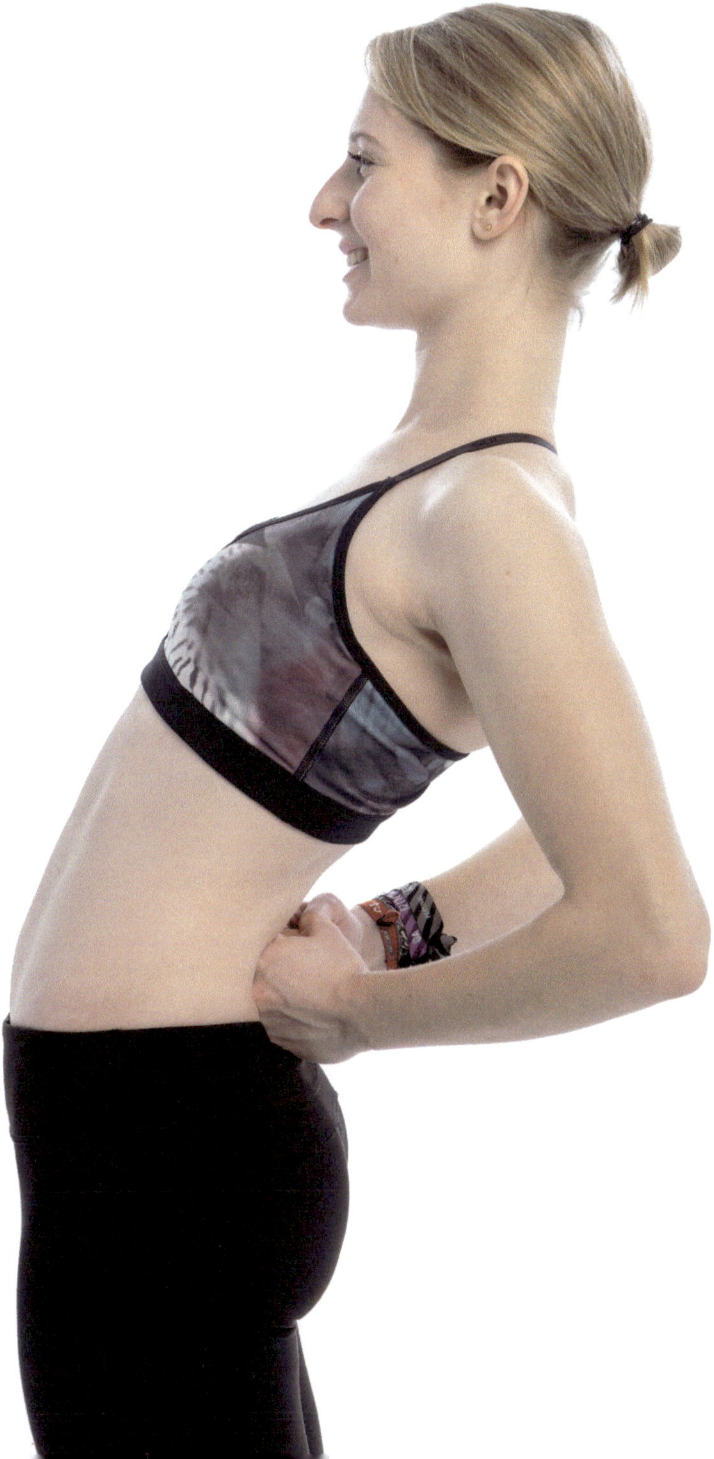

Verhaltenstipps im Alltag bei akuten Rückenschmerzen

Gerade sitzen und stehen

Oft wird empfohlen, zur Vermeidung von Rückenschmerzen immer gerade zu sitzen und zu stehen. Ehrlich gesagt: Für gesunde Menschen finde ich das ein wenig übertrieben. Wenn man keine Rückenprobleme hat, ist es nicht unbedingt notwendig, den ganzen Tag über ständig den Rücken gerade zu halten. Wichtig ist nur, dass die Haltung nicht generell schlecht ist und man nicht ständig krumm sitzt, geht oder steht. Um Rückenschmerzen zu vermeiden, reicht es für Gesunde meist aus, wenn sie sich gelegentlich daran erinnern, gerade zu stehen. Sie können sich ruhig auch einmal krumm machen oder krumm sitzen.

Etwas anderes ist es, wenn Sie akute Beschwerden haben. Dann kann es sogar sehr sinnvoll sein, ein paar Tage lang fast ständig auf einen geraden Rücken zu achten – und zwar jede wache Minute. Das heißt: Wenn es Ihnen möglich ist, sitzen, gehen und stehen Sie möglichst ständig mit geradem Rücken, solange Sie die Rückenschmerzattacke haben.

Voraussetzung dafür ist aber, dass Sie den Rücken überhaupt gerade halten können. Wenn Sie einen Hexenschuss haben, kommt es nämlich auch einmal vor, dass man gar nicht in die gerade Haltung kommt. Oft muss man sogar ziemlich stark vornüber geneigt in einer Zwangshaltung stehen. Sitzen ist dann meist möglich, weil man dabei sowieso schon eine etwas krumme Haltung einnimmt.

Wenn Ihre Rückenschmerzen mit so einer krummen Zwangshaltung kombiniert sind, sollten Sie gleich mit den Eigenübungen im Kapitel „Traktions-Strategie" beginnen. Sollten die Beschwerden sich nicht innerhalb von längstens zwei Tagen so weit bessern, dass Sie wieder gerade stehen können, sollten Sie einen Arzt aufsuchen, der Ihnen Medikamente oder eine Spritze geben kann.

Wenn die Zwangshaltung so schlimm ist, dass Sie weder im Liegen noch im Sitzen einen geraden Rücken halten können (was nur selten vorkommt), sollten Sie lieber sofort ärztliche Hilfe in Anspruch nehmen.

Wenn Sie hingegen aufrecht stehen können, sollten Sie Ihren Rücken so lange wie möglich gerade halten. Das ist oft ziemlich anstrengend. Es ist daher von Vorteil, wenn Sie Ihren Rücken abstützen, wann immer es Ihnen möglich ist. Im Stehen können Sie sich zum Beispiel an einer Wand anlehnen.

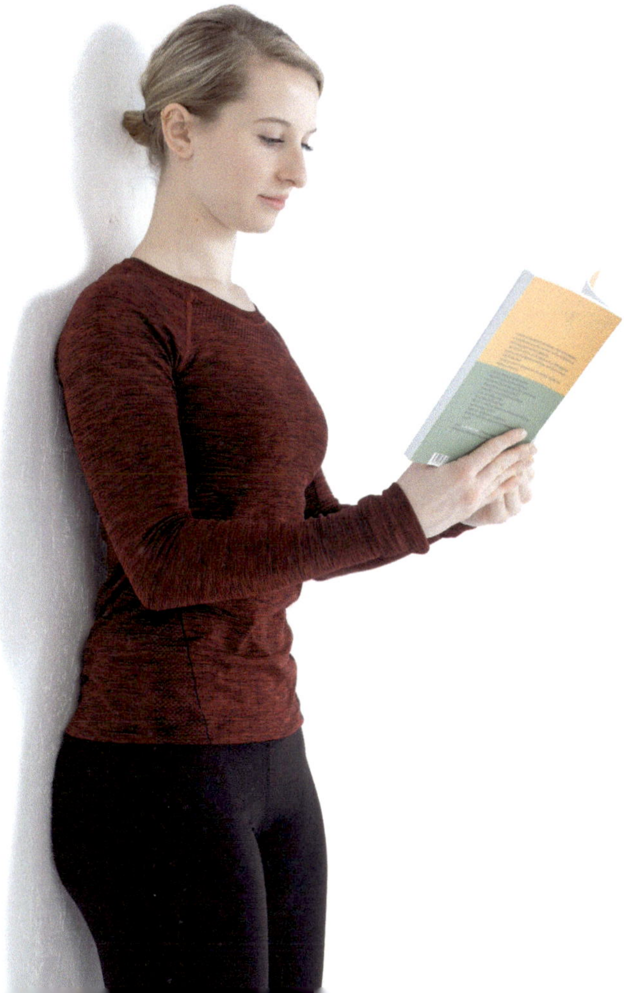

Im Sitzen sollten Sie mit dem Hintern ganz weit zurückrutschen, sodass Sie mit Gesäß und Rücken komplett an der Lehne Halt finden.

Durch die gerade Haltung werden die Bandscheiben nach vorne gedrückt, also dorthin, wo sie hingehören. Sie können den Effekt verstärken, indem Sie sehr oft die Eigenübungen aus dem Kapitel „Lordose-Strategie“ durchführen.

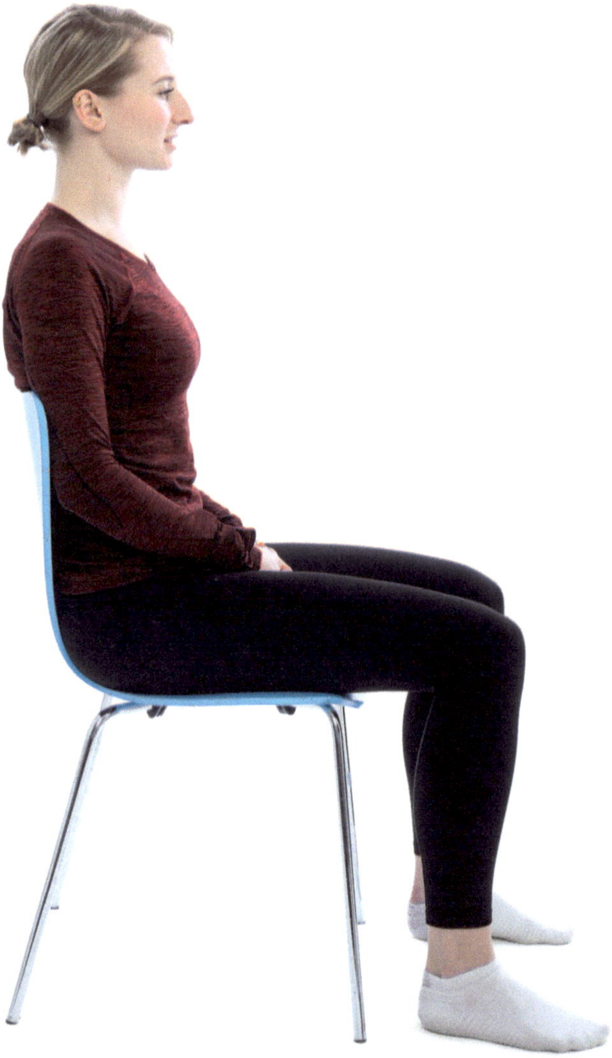

Ins Bett steigen, aus dem Bett steigen

Es kann vorkommen, dass man bei einem Hexenschuss nur mit Mühe aus dem Bett oder wieder in sein Bett hinein kommt. Mit der im Folgenden beschriebenen Technik klappt es aber trotzdem meist ganz gut.

Raus aus dem Bett:

Drehen Sie sich auf die Seite. Winkeln Sie Ihre Beine an, sodass Hüfte und Knie sich in einem 90-Grad-Winkel befinden. Das ist die 90/90-Position. Achten Sie darauf, dass Ihr Knie direkt an der Bettkante liegt. Rutschen Sie daher vorher möglichst nah an die Bettkante heran.

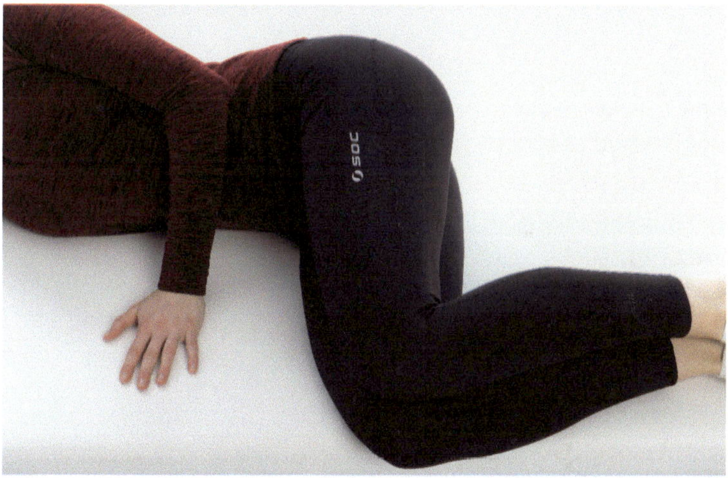

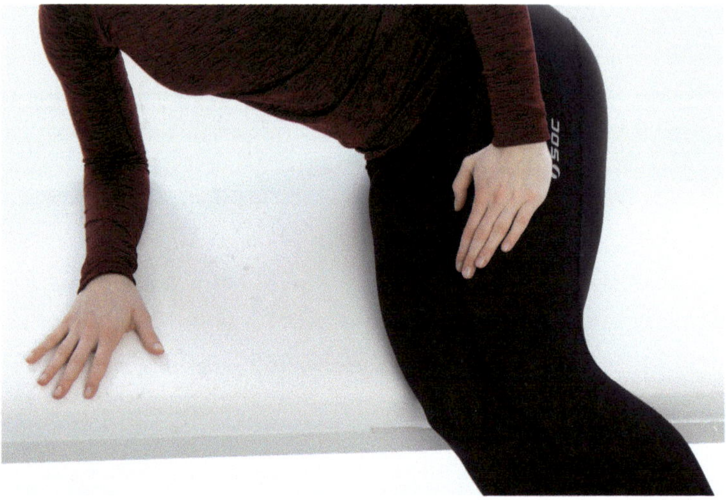

Lassen Sie jetzt Unterschenkel und Fuß zu Boden sinken. Dabei richten Sie sich über die Seite auf, bis Sie aufrecht an der Bettkante sitzen. Das Gewicht Ihres Unterschenkels hilft Ihnen dabei. Versuchen Sie, Ihren Rumpf ganz stabil zu halten. Möglicherweise tut es in einem Moment kurz etwas weh. Wenn Sie diese Position überwunden haben, ist das Aufsetzen schon geschafft.

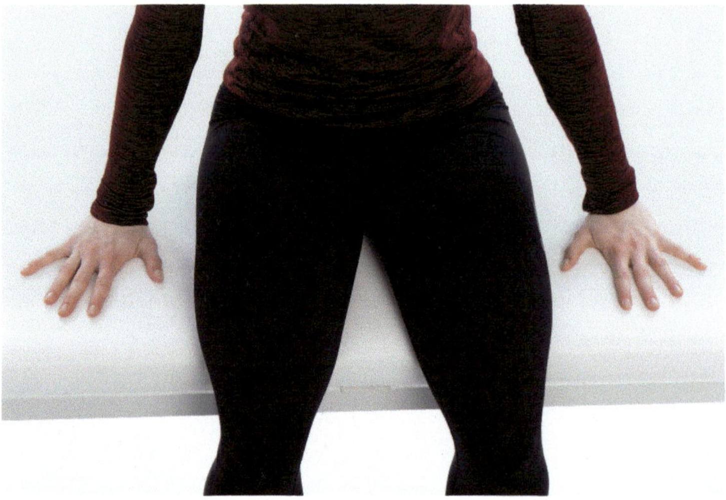

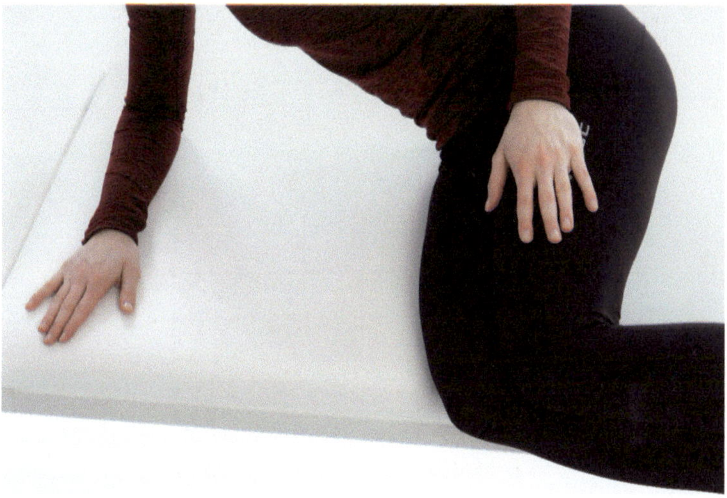

Sie können eventuell den Schmerz verringern, indem Sie sich während des Aufrichtens am Oberschenkel aufstützen.

Rein ins Bett:
Alles geht genau umgekehrt (siehe Abbildung oben). Sie sitzen anfangs an der Bettkannte und achten darauf, Ihren Rumpf stabil zu halten. Dann „kippen“ Sie sich seitlich in die 90/90-Position. Dabei ziehen Sie Unterschenkel und Fuß auf die Bettfläche. Am Ende liegen Sie auf der Seite.

Liegen im Bett
Das Liegen im Bett bei Rückenschmerzen kann einerseits erholsam sein, weil man die verspannten Rückenmuskeln einige Zeit nicht beanspruchen und anspannen muss. Andererseits liegt man auch schnell „durch“, was Beschwerden noch einmal verstärken und vor allem die Nachtruhe stören kann.
Bei tiefen Rückenbeschwerden lässt sich der Rücken notfallmäßig entlasten, indem man ein gefaltetes Handtuch an die Stelle legt, wo sich die Taille befindet. Dieses Handtuch verhindert, zu stark in der Seitenlage abzusinken. In der

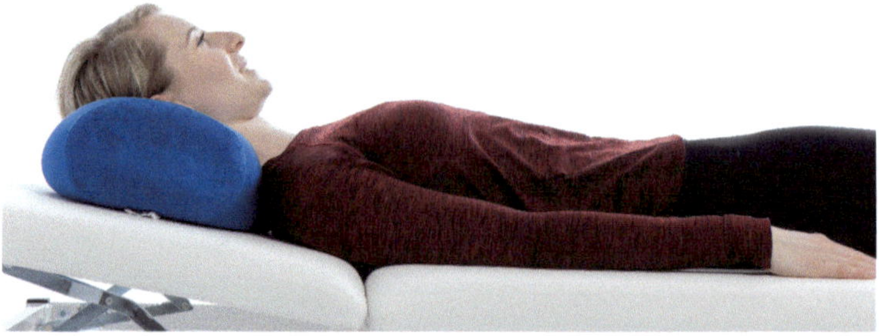

Rückenlage unterstützt es das Hohlkreuz. Man kann zwischendurch auch die Dicke des Handtuchs variieren, da der Körper in dieser Situation eine gewisse Abwechslung braucht.

Gleichfalls kann man für einige Zeit eine Rolle (oder ein gerolltes Handtuch) unter die Knie legen. Auch dies bringt Entlastung bei akuten Beschwerden. Diese Lagerung sollte aber nur im Ausnahmefall, nicht auf Dauer, also Tag für Tag, angewendet werden, weil es sonst zu Muskelverkürzungen kommt.

Um die Halswirbelsäule zu entlasten, gibt es viele verschiedene Kissen und Lagerungshilfen, die teilweise recht kostspielig sind. Ich kenne keine Kissenform, die generell für alle Menschen gleichermaßen gut geeignet ist.

Eine preiswerte und praktikable Lösung kann auch hier ein dünnes, einmal gefaltetes Handtuch sein, das wie ein dünnes „Hörnchenkissen“ unter die Halswirbelsäule gelegt wird. Auch

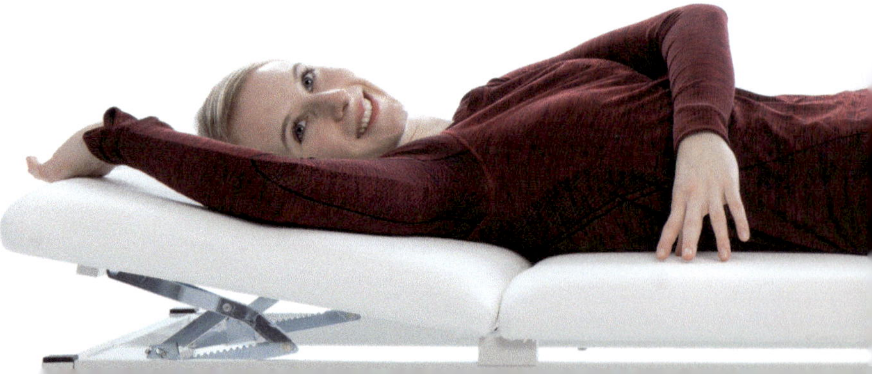

diese Lagerungshilfe unterstützt in Rückenlage ein mäßiges Hohlkreuz und vermindert in Seitenlage das Durchhängen.
Eine bekannte Physiotherapeutin empfahl mir einmal ganz einfache farbige Körnerkissen, die man im Supermarkt für ca. zehn Euro kaufen kann. Diese Empfehlung hat sich inzwischen bei vielen Patienten bewährt. Wenn das Kissen zu dick und voluminös ist, kann man es an der Seite etwas öffnen und einige Körner entfernen. Nachdem die Öffnung wieder verschlossen ist, hat man ein etwas wabbeliges, aber gut abstützendes Nackenkissen.

Umdrehen im Bett, wenn es wehtut
Oft schmerzt das Umdrehen im Bett, wenn man Rückenschmerzen hat. Einige einfache Tricks können hier helfen.
Am wichtigsten ist es, beim Umdrehen Körperspannung aufzubauen. Hierzu soll man am besten die Bauchmuskeln anspannen.
Viele Patienten berichten mir, dass sie während eines Hexenschusses zum ersten Mal bemerkt haben, dass beim Umdrehen im Bett der Arm oder die Schulter, über die man sich dreht, „im Weg" waren. Das lässt sich einfach meistern, indem Sie vor dem Umdrehen einen Arm über den Kopf strecken und sich quasi um den ausgestreckten Arm herum drehen.
Außerdem hilft es sehr, wenn Sie vor dem Umdrehen ein Bein über das andere schlagen. Wenn Sie sich nach rechts drehen wollen, schlagen Sie das linke Bein über das rechte.

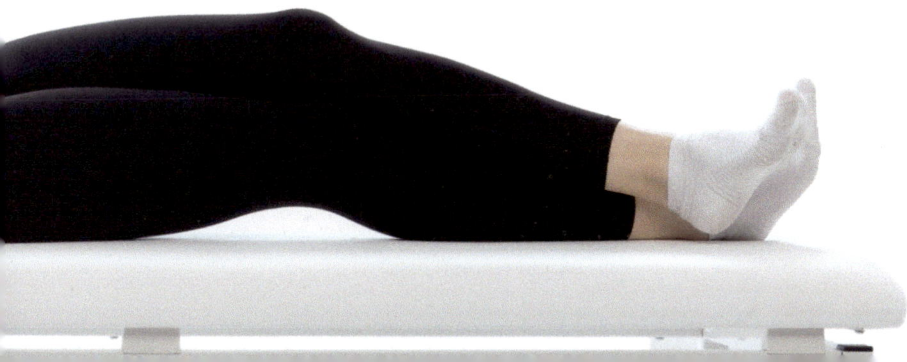

Liegen und laufen – nicht stehen und sitzen?

Bettruhe über längere Zeit ist – anders als man früher glaubte – schädlich und verzögert die Heilung. Andererseits ist die Empfehlung, sich möglichst nicht ins Bett zu legen, auch übertrieben und etwas weltfremd. Denn ein Hexenschuss ist nicht nur schmerzhaft, sondern meist auch ziemlich anstrengend, da die Muskeln unter Dauerspannung stehen. Es ist daher sinnvoll, sich auch am Tage immer wieder einmal hinzulegen.

Bei unteren Rückenschmerzen legt man sich am besten in Positionen in Bauchlage, die zur Lordose-Strategie passen. Aber auch das geht natürlich nicht dauerhaft. Nachts beim Schlafen ist es auch gar nicht zu empfehlen, ständig auf dem Bauch zu liegen, da sonst die Halswirbelsäule zu stark verdreht wird.

Bei akuten Beschwerden ist der Körper eigentlich mit keiner Position so richtig zufrieden. Es macht daher Sinn, die Positionen häufig zu wechseln. Am besten ist wirklich die klassische Empfehlung: liegen und laufen. Aber auch das Sitzen und das Stehen ist zwischendurch möglich. Dies erfolgt am besten, wie beschrieben, mit Abstützung an einer Wand oder an der Stuhllehne. Bei akuten Beschwerden sind die beliebten Gymnastikbälle meistens nicht optimal. Hier fehlt die Möglichkeit, den Rücken an einer Lehne abzustützen.

Rückenwalking

In jedem Fall sollte man bei akuten Beschwerden möglichst viel gehen, und zwar am besten mit einer guten Körperspannung. Das Gehen bewirkt, dass sich der Bandscheibendruck reduziert und die physiologische Ernährung der Bandscheibe durch Druck und Entlastung nicht unterbrochen wird.

Um Körperspannung aufzubauen, eignet sich am besten das Rückenwalking.

Hierzu winkeln Sie die Arme an, sodass sich ein Dreieck bildet. Stellen Sie sich jetzt so hin, dass der rechte Fuß vorne

steht, während der linke Ellenbogen ebenfalls nach vorne gerichtet ist. Wenn Sie jetzt losgehen, schwingen Sie den linken Fuß und den rechten Ellenbogen nach vorne.
Arme und Beine schwingen also gegenläufig. Wenn Sie jetzt noch auf genügend Rumpfspannung achten, ist Ihr Rumpf ziemlich gut stabilisiert.

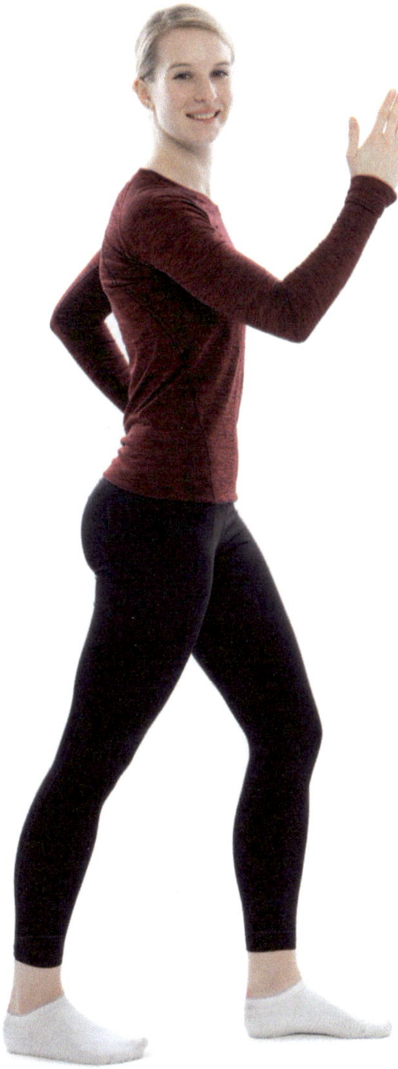

Ich verspreche Ihnen nicht, dass das Gehen so völlig schmerzfrei ist. Aber die Schmerzen werden in jedem Fall erträglicher. Gehen Sie trotz der Beschwerden, doch achten Sie darauf, dass Sie es weder mit der Ruhe noch mit der Belastung übertreiben.
Sie können zum Beispiel eine kurze Strecke gehen (z. B. 3-5 Minuten), sich einen Moment ausruhen, eine Eigenübung machen, wieder ruhen und schließlich eine weitere kurze Strecke gehen.
Die so entstehende Abwechslung ist in den meisten Fällen die beste Strategie.

Rückengurt
Ein Rückengurt kann Ihnen dabei helfen, trotz Beschwerden aktiv zu bleiben. Deshalb empfehle ich Ihnen durchaus, bei stärkeren Beschwerden einen Rückengurt zu benutzen.
Es gibt das Gerücht, Rückengurte würden die Muskulatur schwächen. Ich habe mich lange mit dieser Thematik beschäftigt und nicht nur einen eigenen Rückengurt entwickelt, sondern auch wissenschaftlich zu diesem Thema gearbeitet. Ich kenne keine einzige Studie, aus der hervorgeht, dass das Tragen von flexiblen Rückengurten zu Muskelschwäche führt. Es gibt aber viele Studien, die zeigen, dass die Muskulatur durch Rückengurte sogar stärker wird.

Das ist auch nicht verwunderlich. Denken Sie nur an Gewichtheber oder andere Kraftsportler, die oft einen Rückengurt benutzen. Diese Sportler sehen nicht richtig nach Muskelverlust aus – trotz oder besser wegen des Gurts. Der Rückengurt ermöglicht Ihnen, stärker zu trainieren als ohne den Gurt.
So verhält es sich auch bei Rückenbeschwerden. Wenn der Gurt Ihnen ermöglicht, das Rückenwalking durchzuführen oder früher mit Sport und Arbeit zu beginnen als ohne Gurt, so kräftigt allein diese Zusatzaktivität schon Ihre Muskulatur.

Darüber hinaus scheint der Druck auf Rücken und Bauchmuskeln ein Stimulus für die Muskeln zu sein, sich stärker zu aktivieren als ohne den Druck.

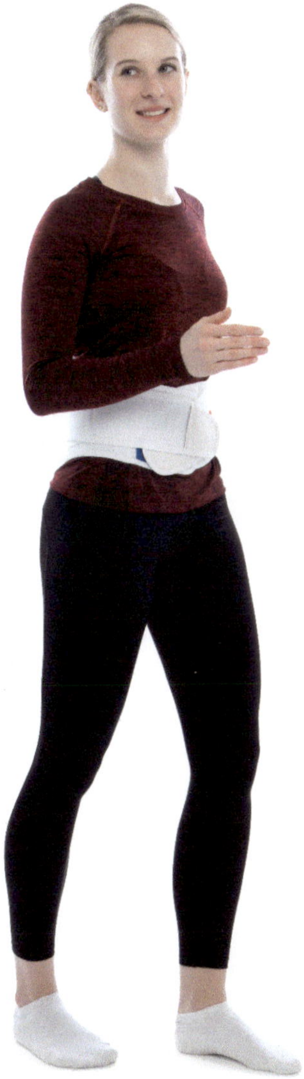

Schwere Gegenstände heben?

Das Heben von schweren Dingen ist in Verruf geraten. Ich habe aber nicht den Eindruck, dass heutzutage noch viele Menschen dauerhaft zu schwer heben. Die Unterforderung des Körpers durch zu wenig körperliche Aktivität und zu geringe Belastung ist heute ein viel größeres Problem als die Überforderung durch zu schweres Heben.

Bei akuten Beschwerden kommt man allerdings nicht umhin, die Belastung vorübergehend zu reduzieren. Wie so oft ist es schwer, dabei das richtige Maß zu treffen. Einige Menschen arbeiten auch bei heftigen Beschwerden weiter, als sei nichts gewesen, andere verlangen schon bei geringem Schmerz nach Schonung und einem „gelben Schein".

Orientieren Sie sich bei akuten Beschwerden am gesunden Menschenverstand. Schalten Sie einen oder zwei Gänge herunter. Bei akuten Beschwerden kann es sinnvoll sein, für ein bis zwei Wochen nicht mehr als 5 Kilogramm zu heben. Im normalen täglichen Leben würde ich es als übergroße Vorsicht bezeichnen, sich so zu „schonen" und nur sehr niedrige Gewichte zu verwenden. Aber wenn Sie einen Hexenschuss haben, ist das genau die richtige Entscheidung.

Die besten Hausmittel

Es gibt viel mehr gute Hausmittel, als Sie in diesem Kapitel finden. Ich musste mich hier noch mehr um eine Auswahl bemühen als bei den Eigenübungen. Die hier beschriebenen Mittel haben sich sehr bewährt. Wenn Sie auf ein anderes Hausmittel schwören und es funktioniert, umso besser. Lassen Sie sich nicht verunsichern. Viele Wege führen nach Rom.

Feuchte Wärme

Muskeln entspannen sich gut mit feuchter Wärme. Am besten nimmt man ein Frottee-Handtuch und durchfeuchtet es mit heißem Wasser. Danach wird das Handtuch kräftig ausgewrungen. Eventuell benötigt man dazu einen Gummihandschuh, um sich nicht zu verbrühen. Wenn das Handtuch warm, aber nicht mehr heiß ist, wird es auf den Rücken gelegt. Man liegt dazu am besten in entspannter Bauchlage, aber auch Seiten- oder Rückenlage sind möglich.

Wärmepackung

Sehr populär sind Wärmepackungen. Auch das ist oft ein guter Weg, die Muskeln zu entspannen. Man kann diese Packungen auch so anbringen, dass man damit umhergehen kann. Aber Vorsicht: Ich habe schon oft Patienten gesehen, die zu viel des Guten getan haben. Durch zu langes Einwirken oder zu starken Druck auf die Haut kann es zu Verbrennungen oder Hautverfärbungen kommen.

Erwartungsgemäß funktioniert die Wärmepackung besonders gut, wenn es draußen kalt ist, während sie bei einer Hitzewelle weniger nützlich ist. Deshalb greifen Sie im November, wenn vielen das Wetter auf den Rücken schlägt, eher zur Wärmepackung oder einem wärmenden Gel, und im Hochsommer eher zur feuchten Wärme.

Heizdecken

Natürlich kann man auch mit den beliebten Heizdecken den Rücken erwärmen. Aber auch hier heißt es, vorsichtig zu sein. Die Heizdecke darf nicht zu lange einwirken. Verbrennungen sind auch bei Heizdecken nicht selten.

Schmerzgel, Pferdesalbe und Wärmesalben

Es gibt eine Menge verschiedener, meist wärmender Salben und Gele. Oft wirken diese Gele auch antientzündlich. Ein Klassiker ist das Diclofenac-Gel. Zum Diclofenac finden Sie mehr Informationen im Kapitel „Medikamente“.

Viele Patienten schwören auf Pferdesalbe. Ich muss gestehen, dass ich lange Zeit sehr skeptisch war. Aber ich habe von meinen Patienten gelernt, dass Pferdesalbe gut wirkt. Die

Hauptbestandteile sind Menthol, Rosmarin, Kampfer und Arnika.
Die Ingredienzien wirken antientzündlich und entspannend. Das Besondere daran ist die Kombination eines kühlenden Wirkstoffs (Menthol) mit wärmenden und durchblutungsfördernden Substanzen. Das Ganze ist nicht teuer; man erhält ein Kilogramm der Salbe schon für wenige Euro.
Nebenwirkungen habe ich selbst noch nicht gesehen. Vermutlich dürften aber Allergien ein Problem für die wenigen Menschen sein, die gegen einzelne Bestandteile allergisch sind. (Und natürlich sollte man sich die Salbe nicht in die Augen, in offene Wunden oder auf Schleimhäute reiben!)

Kälte?
Bei hochakuten Beschwerden kann Wärme auch einmal eine Schmerzverstärkung hervorrufen. Dann ist es sinnvoll, eine Kältebehandlung auszuprobieren. Übertreiben Sie es aber auch hierbei nicht.
Die beliebten Cool-Packs können zu verbrennungsähnlichen Zuständen an der Haut führen. Man sollte daher immer ein Handtuch zwischen die Haut und das Cool-Pack legen.
Ich halte eine **kalte Quarkpackung** eigentlich für besser, dazu muss der Quark nicht unbedingt auf die Haut aufgetragen werden. Sie können sich beim Discounter Magerquark besorgen und diesen in einen Gefrierbeutel füllen. Der Quark sollte für einige Zeit im Kühlschrank gekühlt werden. Die gefüllten Beutel kann man dann auf die Haut legen. Dieses selbstgebaute Kühlelement kommt danach wieder in den Kühlschrank. Es lässt sich mehrfach wiederverwenden.

Warum ein heißes Bad nicht die beste Idee ist

Viele Menschen legen sich, wenn sie Rückenschmerzen haben, in die Badewanne und genießen ein heißes Vollbad. Das kann durchaus angenehm sein. Ich empfehle es Ihnen trotzdem nicht.
Der Nachteil eines heißen Vollbads ist, dass Sie darin in krummer Rückenhaltung liegen. Während Sie entspannt im warmen Wasser liegen, kann das zwar in dem Moment die Beschwerden lindern. Das ändert sich aber sofort, wenn man wieder aus der Wanne heraussteigen will. Durch die krumme Haltung kann sich eine Bandscheibenvorwölbung verstärken. Es wird dann oft schwierig, sich wieder gerade zu machen. Ich kenne eine ganze Reihe von Patienten, die den ärztlichen Notdienst oder in einigen Fällen sogar die Feuerwehr bemühten, um wieder aus der Wanne herauszukommen.
Daher verzichten Sie lieber auf das heiße Vollbad, stellen Sie sich besser unter eine heiße Dusche.

Eigenmassage und Partnermassage

Gegen die verspannte Muskulatur am Nacken hilft oft eine sanfte Massage durch einen Partner. Diese sollte bei akuten Beschwerden nicht schmerzhaft sein und auch nicht zu lange dauern.
Ebenso kann man sich auch selbst massieren, zum Beispiel mit einem Tennisball (oder einer Faszienrolle, siehe Seite 82 f.). Hierzu legt man einen Tennisball unter den Rücken und rollt den Ball an den verspannten Stellen hin und her.
Alternativ kann man sich mit dem Rücken an eine Wand oder Tür stellen und den Tennisball zwischen Rücken und Wand festklemmen. Dann lässt sich die Massage durch Hin- und Herrollen mit weniger Druck durchführen.

Besonders vorteilhaft ist es, wenn Sie ein Massagegerät besitzen und damit eine sanfte Massage durchführen. Es gibt heute schon sehr gute elektrische Massagegeräte, die um die fünfzig Euro kosten. Am besten ist es, wenn die Geräte einen Stiel haben. Damit lässt sich das Massagegerät wie eine altmodische Rückenbürste verwenden, sodass auch leicht an Nacken und Gesäß eine Eigenmassage durchgeführt werden kann.

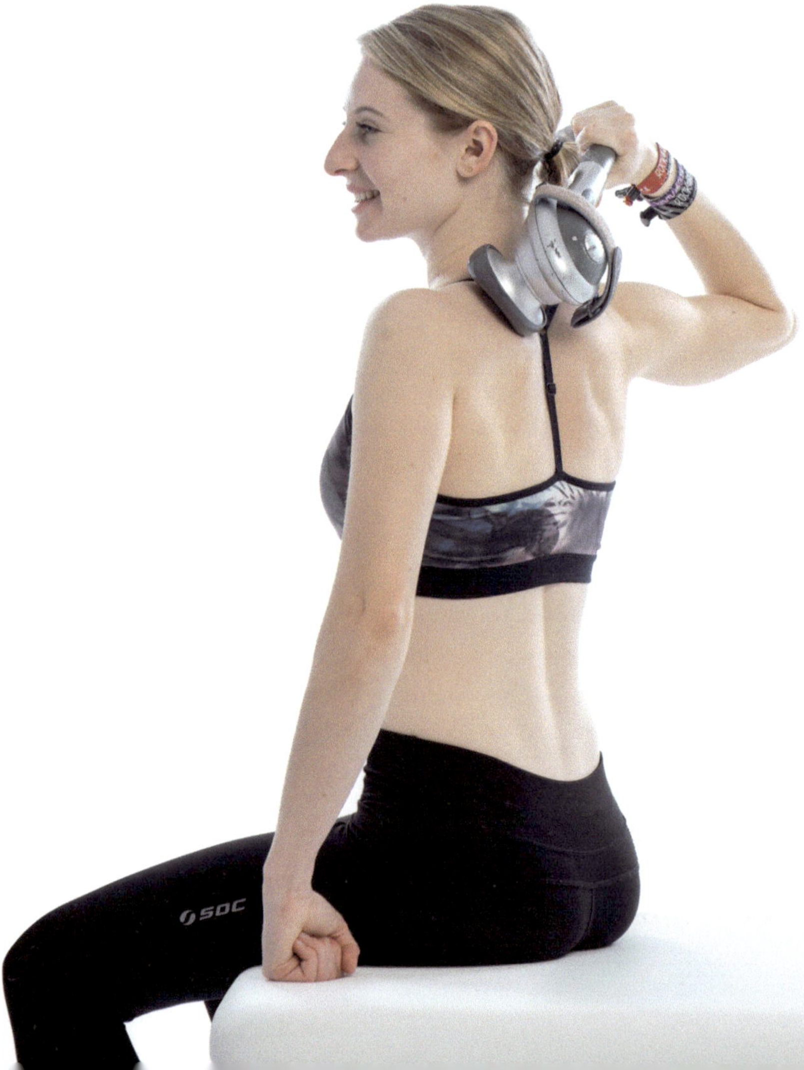

Faszienbehandlung

Faszien sind jetzt in aller Munde, und die Faszienbehandlung ist zurzeit sehr modern. Faszien, das sind Muskelhäute, dünne Schichten von Bindegewebe, die die Muskeln, aber auch die einzelnen Muskelbündel und -fasern umhüllen. Auf die Idee, verspannte und verkürzte Muskulatur über die Muskelhäute zu behandeln, ist übrigens kein Deutscher gekommen, obwohl man bei einigen deutschen Autoren den Eindruck haben könnte, sie hätten es erfunden.

Die Faszienbehandlung geht auf den viel zu früh verstorbenen US-amerikanischen Arzt Stephen Typaldos zurück.

Ich war am Anfang skeptisch gegenüber diesem Konzept. Inzwischen habe ich gesehen, dass die Faszienbehandlung in bestimmten Fällen sehr gut wirkt, in anderen aber auch nicht.

Sobald sich in der Physiotherapie eine neuere Methode etabliert hat, gibt es eine Phase der Entwicklung, in der manche Spezialisten alles und jedes damit behandeln wollen. Das klappt natürlich nicht, irgendwann schwingt das Pendel wieder in die Gegenrichtung und Ernüchterung macht sich breit. Bleiben Sie auch hier gelassen und kümmern sich nicht um die Moden. Probieren Sie die Faszien-Strategie aus, wenn folgende Bedingungen auf Sie zutreffen:

- wenn der Schmerzcharakter muskulär ist
- wenn die Schmerzausstrahlung und das Schmerzgefühl der Faszie am Rücken entsprechen
- wenn Ihr Arzt oder Physiotherapeut Ihnen dazu geraten hat.

Ich würde Ihnen nicht zur Faszien-Strategie raten, wenn Sie einen echten Hexenschuss mit einer Zwangshaltung haben. Zumindest dann nicht, wenn Sie nicht vorher ärztlich untersucht wurden.

Die folgende Übung mit der Faszienrolle ist für andere akute Rückenschmerzen als Hexenschuss oft gut geeignet – auch als Ergänzung zu den anderen Übungen.

Bei chronischen Rückenschmerzen oder zur Verhinderung von neuen Beschwerden gibt es noch viele weitere sinnvolle Übungen mit der Faszienrolle. Diese Übungen können Sie sich auf den mitgelieferten Videos oder Broschüren ansehen. Meist ist es allerdings besser, wenn ein Arzt oder Physiotherapeut die Übungen mit Ihnen auswählt und einübt.

Übung mit Faszienrolle

Ziel der Übung:
Dehnung des Rückenstreck-Muskels und die Querdehnung der Rückenfaszien. Oft lösen sich bei dieser Übung auch blockierte Wirbel.

Die Ausgangsstellung:
Legen Sie sich auf den Rücken und winkeln Sie die Beine an.

So wird's gemacht:
Heben Sie den Rücken und das Gesäß etwas an. Das ist eine Bewegung, die der bekannten gymnastischen Übung „Brücke“

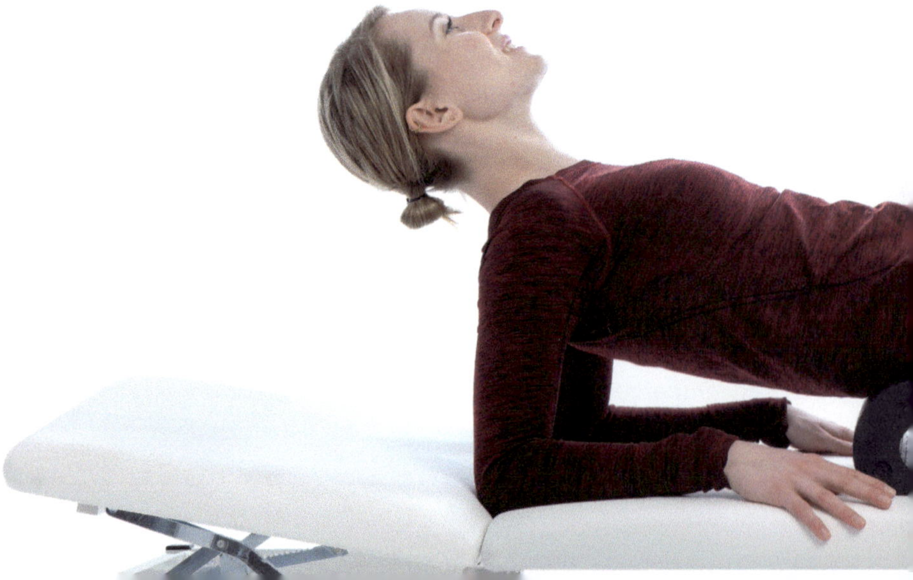

ähnelt. Schieben Sie sich die Faszienrolle unter die Lendenwirbelsäule. Versuchen Sie, die Rolle möglichst tief zu platzieren. Jetzt können Sie sich mit dem Rücken auf der Rolle nach oben Richtung Brust- und Halswirbelsäule schieben. Die Rolle bewegt sich dabei unter Ihnen. Danach rollen Sie wieder nach unten. Wiederholen Sie das Auf- und Abrollen mehrfach.

Dabei tritt ein leichtes, oft wohliges Schmerzgefühl auf. Das ist in Ordnung.
Beachten Sie aber bitte: Sollte der Schmerz stärker und unangenehm sein, unterbrechen Sie die Übung. Dann ist es möglicherweise noch zu früh für eine Behandlung mit der Faszien-Strategie. Sie können es stattdessen mit der Lordose-Strategie versuchen. Im Zweifel suchen Sie lieber einen Arzt auf und fragen ihn, ob die Faszien-Strategie für Sie zum jetzigen Zeitpunkt in Ordnung ist.

Wie lange? Bei akuten Beschwerden sollten Sie nicht länger als 1 Minute auf der Rolle liegen.
Wie häufig? Im akuten Fall 2 bis 4 x am Tag.

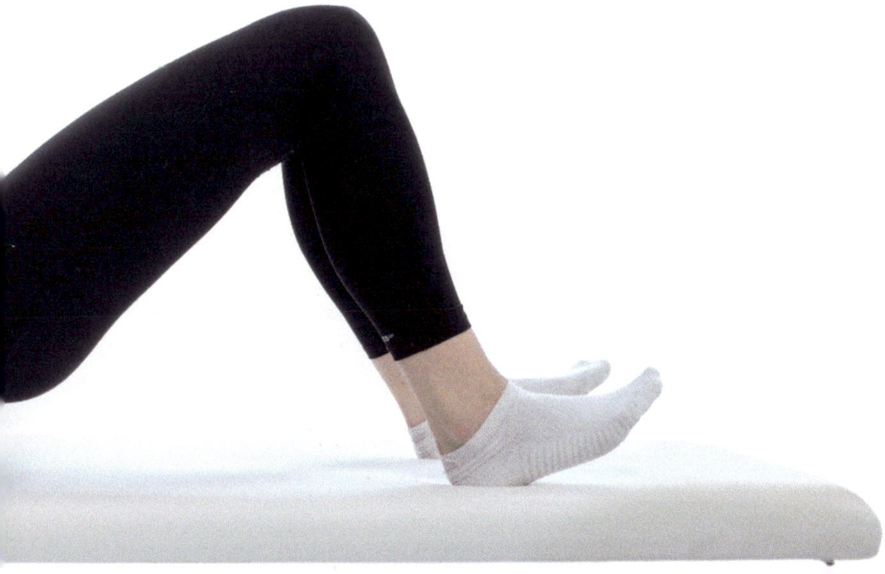

Was kann der Arzt tun?

Wenn Rückenschmerzen länger anhalten oder wenn Alarmzeichen vorhanden sind, sollten Sie einen Arzt aufsuchen. Das kann Ihr Hausarzt sein oder aber auch ein Orthopäde oder ein Reha-Mediziner, ein Schmerztherapeut, ein Rheumatologe, ein Chirurg, Unfallchirurg oder auch ein Neurochirurg.
Die erste Aufgabe des Arztes besteht darin zu überprüfen, ob ernsthafte Erkrankungen vorliegen. Sollte dies der Fall sein, wird der Arzt eine Therapie gegen diese Erkrankung einleiten. Einen Patienten mit einem Bandscheibenvorfall, der zu Lähmungen geführt hat, wird er unter Umständen in ein geeignetes Krankenhaus zur Operation einweisen.
Aber auch dann, wenn keine schwerwiegende Erkrankung vorliegt, wird der Arzt Ihnen weiterhelfen können. Seine zweite Aufgabe besteht darin, sich um eine geeignete Behandlung zu kümmern, die er entweder selbst durchführt oder die er einleitet.
Berichten Sie Ihrem Arzt, wie Sie auf einzelne Eigenübungen reagiert haben. Er kann unter Umständen daraus Schlussfolgerungen für seine Diagnose und die weitere Therapie ziehen.

Der Arzt kann unter anderem:

... Die medikamentöse Therapie optimieren

Er kann Ihnen geeignete Medikamente verordnen, für die Sie ein Rezept benötigen. Nehmen Sie die Medikamente am besten so ein, wie sie verordnet wurden. Viele Patienten nehmen zu viel (dann können verstärkte Nebenwirkungen auftreten) oder aber weniger Medikamente ein, als der Arzt ihnen verschrieben hat. Es ist jedoch besser, für kürzere Zeit die richtige volle Dosis zu nehmen, als sich zu verzetteln und zu wenig einzunehmen. Beim Verzetteln halten Beschwerden oft länger an und werden unter Umständen chronisch.

Die Folge ist, dass man letztlich mehr Medikamente benötigt. (Mehr darüber im Kapitel „Medikamentöse Therapie“.)

… Chirotherapie und manuelle Therapie anwenden

Wenn Blockierungen vorliegen, ist es oft der schnellste Weg, wenn ein Arzt diese durch Chirotherapie behandelt. Oft kommt es dadurch zu augenblicklichen und schnellen Verbesserungen. Meist sind noch zusätzliche Eigenübungen (wie z. B. in diesem Buch beschrieben) erforderlich.

… Injektionen geben

Die einfache Quaddeltherapie, bei der mit dünnen Spritzen lokales Betäubungsmittel unter die Haut gespritzt wird, ist oft sehr effektiv. Sie wird nicht nur von den Hausärzten gerne angewendet; auch wir Orthopäden sehen ihren Nutzen.
Die Injektion von Triggerpunkten geht tiefer in die Muskulatur. Dies sollte nur von Ärzten durchgeführt werden, die hierin ausgebildet sind. Auch das können oft die Hausärzte sein.
Injektionen an kleine Wirbelgelenke bei Arthrose werden hingegen meist von spezialisierten Fachärzten durchgeführt. Sie benutzen hierfür oft Ultraschall-, Röntgen- oder CT-Aufnahmen, um die Nadel präzise steuern zu können. Man nennt das auch Mikrotherapie.

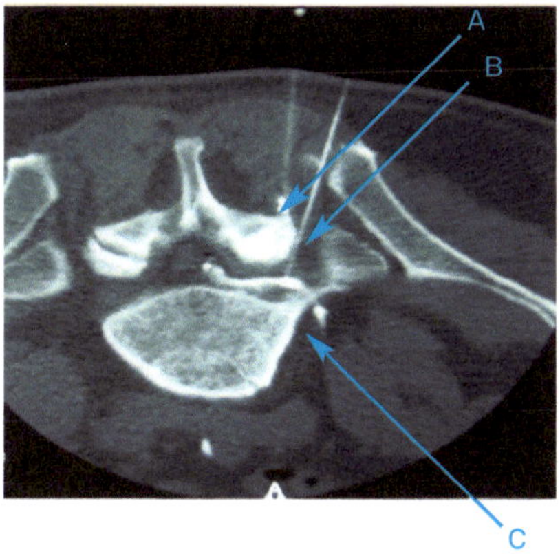

Kombinierte Mikrotherapie: Unter CT-Steuerung wird je eine Nadel an das kleine Wirbelgelenk (A) und an die Nervenwurzel (B) platziert. Die Nervenwurzel wird durch Kontrastmittel (C) dargestellt.

Injektionen an die Nervenwurzeln kommen dann zum Einsatz, wenn Schmerzen in die Arme oder in die Beine ausstrahlen und eine Nervenreizung als Ursache gefunden wurde. Auch hierfür werden oft Ultraschall-, Röntgen- oder CT-Aufnahmen zur besseren Navigation verwendet. Ein anderes Wort hierfür ist „periradikuläre Therapie" oder „Mikrotherapie".

In bestimmten Fällen ist es sinnvoll, eine Injektion in den Spinalkanal zu geben. Ein sehr effektives Verfahren ist die „Sakralanästhesie", die sich seit Jahrzehnten bewährt hat. Hierzu ertastet der darin ausgebildete Arzt einen kleinen Knochenkanal im Kreuzbein, das auf lateinisch „Os sakrum" heißt; daher stammt der etwas seltsam erscheinende Name Sakralanästhesie. Die Nadel wird in den Kanal, der sich kurz über der Gesäßfalte befindet, eingeführt. Die Medikamentenflüssigkeit läuft dann durch den Kanal in Richtung der betroffenen Bandscheiben und Nerven. Die Nadel muss die Nerven nicht direkt erreichen, was die Sicherheit dieser Methode verbessert.

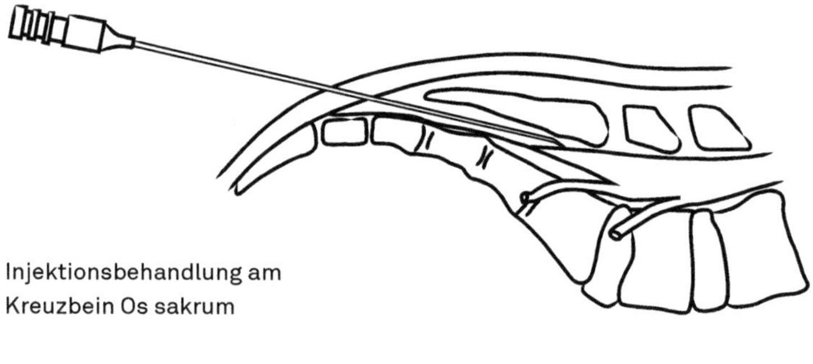

Injektionsbehandlung am
Kreuzbein Os sakrum

... Akupunktur einsetzen

Viele Ärzte verwenden statt der Injektionen Akupunktur. Mehr Informationen zur Akupunktur finden Sie im Kapitel „Akupunktur und Akupressur". Die Akupunktur ist in Deutschland beim chronischen tiefen Rückenschmerz eine Kassenleistung. Sie wirkt aber auch bei akuten Beschwerden und bei Nackenbeschwerden.

Leider ist sie in den letztgenannten Fällen nicht über die gesetzliche Krankenversicherung zu erhalten. Man kann aber bei akuten Beschwerden und bei Beschwerden am Nacken oder der Brustwirbelsäule wie in früheren Jahren eine Akupunktur als Selbstzahler von seinem Arzt erhalten.

... Physikalische Therapie nutzen

Einige Ärzte bieten auch heute noch physikalische Therapie an. Es sind aber leider viel zu wenige, denn diese nebenwirkungsarme Therapieform wird viel zu schlecht bezahlt, sodass viele Praxen diese Leistung einstellen mussten. Beim Rückenschmerz bietet sich vor allem die Traktionstherapie an (siehe hierzu auch das Kapitel über die „Traktions-Strategie"). Eine weitere Form der physikalischen Therapie ist die Elektrotherapie. Hierbei werden Elektroden auf die Haut gesetzt und z. B. ein massierender Reizstrom erzeugt. Vor allem bei Nackenbeschwerden und bei verspannten Muskeln wird dies eingesetzt.

Wenn Triggerpunkte eine Rolle spielen, ist eine fokussierte **Extrakorpulare Stoßwellentherapie (f-ESWT)** sehr oft hilfreich, auch im Akutfall. Bei dieser modernen Therapieform werden Muskel-Triggerpunkte durch Schockwellen (das sind spezielle Schallwellen) behandelt. Ich persönlich kombiniere diese Therapie oft mit Injektionen, Chirotherapie und Eigenübungen, die ich den Patienten zeige.

Bei muskulär bedingten akuten Beschwerden kann die gezielte Therapie oft noch durch **kinesiologisches Taping** unterstützt werden.

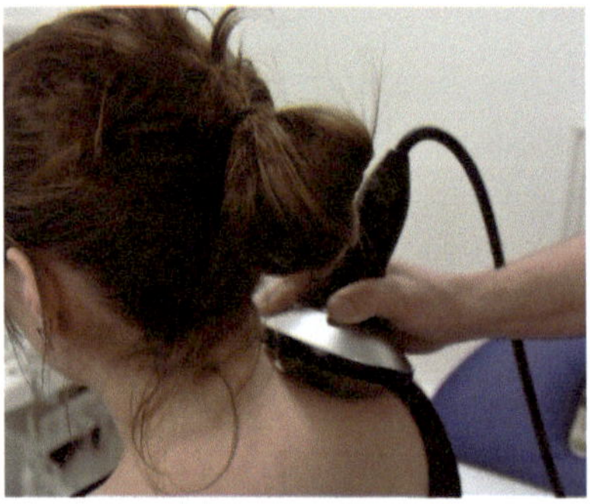

Triggerpunktbehandlung mit fokussierter Stoßwelle am Nacken

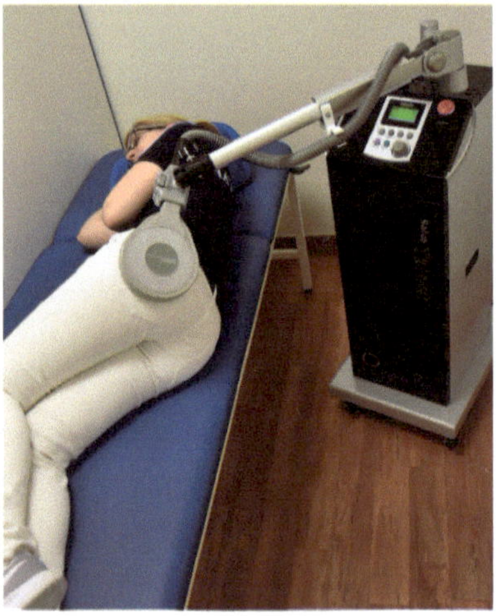

Behandlung von Schmerz und Muskelverspannung für einen Gesäßmuskel (hier der Muskulus piriformis) mit repetetiver peripherer Magnetstimulation (r-pms)

Eine weitere moderne Form der physikalischen Therapie ist die **repetetive periphere Magnetstimulation (r-pms).** Diese Therapieform wirkt direkt auf die Nervenerregung. Man darf sie nicht mit einer Magnetfeldtherapie gegen Arthrose verwechseln, die nur relativ schwache Magnetfelder verwendet. Bei der r-pms werden hingegen Hochleistungsmagnete ohne direkte Körperberührung eingesetzt, die sehr hohe Magnetstärken erzeugen (sie kommen fast den in Kernspintomografen verwendeten Magneten mit einer Feldstärke von bis zu 1,2 Tesla nahe). Durch die direkte Wirkung auf den Nerv und die motorische Endplatte wird eine Schmerzlinderung und Muskelentspannung angestrebt.

Das gleiche Prinzip wird in der Schmerztherapie und der Nervenheilkunde auch am Kopf angewendet, z. B. bei Depressionen und Burnout. Diese Therapie heißt **repetetive transcranielle Magnetfeldstimulation (r-tms)**.

... Chronische Rückenschmerzen mit multimodaler Therapie behandeln

Ärztliche Unterstützung ist zudem wichtig, wenn der Rückenschmerz länger andauern sollte und die Chronifizierung droht. In dieser Situation kann Ihr Arzt zusammen mit Ihnen überlegen, ob man bei Ihnen die bereits angesprochene multimodale Schmerztherapie einleiten sollte. Hierunter wird eine Therapie in spezialisierten Zentren verstanden, die die körperlichen, psychischen und sozialen Seiten des Rückenschmerzes behandeln (Näheres siehe „Chronischer Rückenschmerz"). Eine Liste einiger Zentren und Kliniken finden Sie im Anhang.

Ihr Arzt wird diese Therapieform bei dem entsprechenden Kostenträger beantragen müssen, er kann sie nicht einfach verschreiben. Sie benötigen dafür eine Genehmigung der Krankenkasse oder der Rentenversicherung. Einige Kassen sind sehr schnell in der Umsetzung einer multimodalen Therapie. Bei anderen verzögert sich der Beginn einer solchen Therapie zuweilen durch bürokratische Hindernisse und Unverstand.

Was passiert bei der Physiotherapie?

Die wichtigste Aufgabe der Physiotherapie besteht darin, dafür zu sorgen, dass nicht gleich neue Beschwerden auftreten.
Akute Beschwerden werden nur selten mit Physiotherapie behandelt. Nicht nur, weil die Leitlinien zum Kreuzschmerz das nicht vorsehen, sondern vor allem, weil meist immer einige Zeit vergeht, bis man einen Termin beim Physiotherapeuten erhält, da erst ein Rezept vom behandelnden Arzt benötigt wird. Idealerweise hat dieser auch schon vor Beginn der Physiotherapie etwas gegen die akuten Beschwerden unternommen.
Die Zeit bis zum Beginn der Physiotherapie können Sie mit Eigenübungen überbrücken. Der Physiotherapeut wird sich dann mehr um die Ursachen der Beschwerden kümmern, etwa zu schwache Rückenmuskeln oder verkürzte Beinmuskeln. Und natürlich wird er auch die akuten Beschwerden, die „übrig geblieben" sind, zusammen mit Ihnen behandeln.
Wenn Sie nach einiger Zeit kein Physiotherapierezept mehr bekommen, ist das im Regelfall völlig in Ordnung. Denn das wichtigste Ziel der Physiotherapie ist es, Sie mit Eigenübungen noch besser vertraut zu machen. Nutzen Sie dafür die Vorschläge dieses Buches oder erarbeiten Sie mit Ihrem Physiotherapeuten ein individuelles Eigenübungsprogramm. Während der Physiotherapie geht es im Idealfall darum, die Besserung zu stabilisieren und neuen Beschwerden vorzubeugen.
Wenn Sie bislang keine Eigenübungen kennengelernt haben, wird der Physiotherapeut Ihnen Eigenübungen zeigen und diese kontrollieren. Ein Vorteil ist dabei, dass Sie hier auch individuell auf Sie angepasste Übungen erlernen können.
Es hilft Ihrem Physiotherapeuten, wenn Sie darauf achten, wie Sie auf die Übungen reagieren. Wenn Sie ihm zum Beispiel sagen können, dass die Lordose-Strategie bei Ihnen gewirkt hat, weiß er, in welche Richtung er mit Ihnen weiterarbeiten kann. Sollten Sie bestimmte Übungen nicht so gut

vertragen haben, lassen sich auch hieraus Folgerungen für die weitere Behandlung ziehen.
Vielleicht machen Sie die Übungen noch nicht richtig? Vielleicht brauchen Sie andere, weil Sie ein spezielles Problem haben? Der Physiotherapeut und Ihr Arzt können Ihnen helfen, die für Sie richtigen Übungen zu finden. Ich würde mir wünschen, dass die Zusammenarbeit zwischen Physiotherapeuten und Ärzten allgemein und immer so gut wäre, wie ich es seit vielen Jahren in unserem Hamburger Stadtteil Bergedorf erlebe.
Wichtig ist in jedem Fall, dass jede Physiotherapieeinheit zu einem großen Anteil aus aktiven Übungen bestehen sollte. Alleinige passive Maßnahmen wie Massagen mögen angenehm sein, aber sind nicht bewährt. Oft sind sie kontraproduktiv und fördern die Chronifizierung von Rückenschmerzen.
Effektive Rückenbehandlung ist kein Hexenwerk oder esoterische Geheimkunst. Sie kann zielstrebig und aktiv betrieben werden. Es schadet dem Lernerfolg für Eigenübungen auch nicht, wenn an mehreren Sitzungen mehr oder weniger die gleichen Übungen trainiert werden, um sie wirklich perfekt zu beherrschen. Sie müssen nach dem Abschluss der Behandlung nicht völlig beschwerdefrei sein.
Es ist schon sehr viel erreicht, wenn Sie gelernt haben, was Sie selbst gegen Ihre Beschwerden tun können. Dauerbehandlung mit Physiotherapie ist nur sehr selten erforderlich (genau wie dauernde Spritzenbehandlung). Man wird dadurch leicht zu unselbstständig. Versuchen Sie, die Sache eigenverantwortlich selbst in die Hand zu nehmen.
Dauerbehandlung ist nicht nur eine Verschwendung knapper Ressourcen, es stresst auch den Physiotherapeuten, der meist froh ist, wenn eine Behandlungspause einsetzt. Auch dem Physiotherapeuten geht es ja vor allem um die Hilfe zur eigenständigen Selbsthilfe.
Nach einiger Zeit kann allerdings ein Physiotherapierezept zur Auffrischung der Techniken sinnvoll sein, um zu verhindern, dass sich bei den Eigenübungen Fehler einschleichen.

2 Die besten Eigenübungen gegen akute Rückenschmerzen

Wie Sie die Übungen optimal nutzen

Sind Eigenübungen kompliziert?

Wer selbst etwas gegen seine akuten Beschwerden unternehmen will, hat oft den Eindruck, alles wäre sehr schwierig und kompliziert. Man muss nicht nur den „inneren Schweinehund“ überwinden, sondern sich auch noch im Dschungel der vielen Ratschläge zurechtfinden. Denn es werden einem auf keinen Fall zu wenige Übungen empfohlen, sondern oft viel zu viele.

Wer mit Bekannten, seinen Ärzten oder Physiotherapeuten spricht, bekommt zudem sehr unterschiedliche Empfehlungen zu hören, die sich teilweise sogar widersprechen. Als Patient ist man dann oft verunsichert und weiß nicht, wie man sich entscheiden soll. Das Hilfsangebot scheint zu unübersichtlich zu sein.

Habe ich selbst jetzt den Stein der Weisen anzubieten? Natürlich nicht. Allerdings basieren meine Behandlungsstrategien auf den fundierten Erfahrungen eines Facharztes, der in vielen Jahren seiner Berufstätigkeit Tausende Patienten behandelt hat. Und ich habe mich bewusst auf wenige Übungen konzentriert.

Vielleicht beruhigt es Sie außerdem zu wissen, dass die vielen unterschiedlichen Ratschläge Ihrer Bekannten sich vermutlich weniger stark widersprechen, als man zunächst denkt. Denn oft hängt es vom Stadium einer Erkrankung ab, was dem Rücken guttut. Zum Beispiel kann am Anfang einer akuten Rückenschmerzattacke eine Behandlung mit einer Kältepackung hilfreich sein. Aber schon am nächsten Tag ist womöglich Wärmebehandlung die bessere Wahl. Sie sollten also behutsam ausprobieren, was Ihnen guttut und was nicht. Gehen Sie nicht mit dem Kopf durch die Wand, und verfolgen Sie bitte nicht stur eine Strategie, nur weil diese gerade besonders populär ist oder weil sie einmal einem Bekannten geholfen hat. Jeder Fall ist unterschiedlich. Schleichen

Sie sich also langsam an und finden Sie Ihre persönliche, richtige Strategie. Ich werde Ihnen dabei helfen.

Eigenübungen sind einfach!

Sie werden beim Lesen merken, dass es nicht allzu schwer ist, sich in dem folgenden Abschnitt zurechtzufinden und die richtige Übung für Sie zu finden.

Für die Halswirbelsäule und die Brustwirbelsäule ist es völlig unproblematisch. Da gibt es für jeden Abschnitt immer nur eine Übungsstrategie. Sie können alle Übungen machen, die für den jeweiligen Abschnitt gedacht sind. Wenn Sie z. B. Schmerzen im oberen Bereich Ihrer Halswirbelsäule haben, machen Sie einfach die Übung für die obere Halswirbelsäule. Haben Sie Ihre Beschwerden in der Brustwirbelsäule, machen Sie die dazugehörige Übung für die Brustwirbelsäule. Das geht also sehr einfach.

Für die Lendenwirbelsäule gibt es mehrere Übungen. Diese kann man in vier Strategien einteilen:

- Die Lordose-Strategie (Hohlkreuz-Strategie)
- Die Kyphose-Strategie (Rundrücken-Strategie)
- Die Traktions-Strategie
- Die Stabilisierungs-Strategie

Ich will Ihnen die Begriffe im Folgenden erläutern, sodass es Ihnen leichter fällt, die für Sie passende Strategie auszuwählen. Die Zeichnung auf Seite 171 kann Ihnen dabei helfen.

Lordose (Hohlkreuz) und Kyphose (Rundrücken)

Besonders wichtig bei der Akutbehandlung ist das Wechselspiel von Hohlkreuz (Fachbegriff „Lordose“) und rundem Rücken (Fachbegriff „Kyphose“). Diese beiden Fachbegriffe Lordose und Kyphose sollten Sie sich merken. Sie spielen eine wichtige Rolle bei der Behandlung und werden von den Behandlern oft benutzt.

Früher vertraten Orthopäden oftmals die Ansicht, dass die

Lordose, also das Hohlkreuz, Probleme hervorruft. Das ist auch nicht falsch. Zwar nicht in allen, aber in bestimmten Fällen trifft diese Aussage zu. So kann ein übermäßiges dauerhaftes Hohlkreuz Rückenbeschwerden, die von den kleinen Wirbelgelenken herrühren, verstärken (siehe hierzu auch den Abschnitt „Facettensyndrom").

Umgekehrt schädigt eine dauerhafte krumme Haltung (Kyphose) die Bänder und Bandscheiben.

Es gibt daher nicht die eine schlechte Haltung. Probleme entstehen häufig durch eine fehlende Abwechslung. Schlecht ist in erster Linie das Nicht-Benutzen der vielen Bewegungsmöglichkeiten, die der Körper bietet.

Gelenke, Bandscheiben und Bänder des Rückens werden stärker beansprucht, wenn man in einer Haltung fixiert ist und der Körper sich nie von einer Stellung erholen kann. Ihr Rücken liebt daher den Wechsel zwischen krummer und gerader Haltung, zwischen „eingerolltem" Liegen oder Sitzen und geradem Stehen oder Gehen mit Hohlkreuz.

Aber nicht nur im täglichen Leben braucht man sowohl die krumme Haltung als auch das Hohlkreuz; Kyphose und Lordose lassen sich auch zur Behandlung nutzen.

So lässt sich bei älteren Patienten mit einer Spinalstenose die wohltuende Wirkung der Kyphose beobachten. Sie kommen häufig besser zurecht, wenn sie etwas krummer gehen, z. B. mit einem Einkaufswagen oder einem Rollator. Oft wird das auch von den Ärzten und Physiotherapeuten empfohlen.

Andererseits hat sich jedoch weltweit bei Spezialisten die Ansicht durchgesetzt, dass auch die Hohlkreuzstellung eine wichtige Funktion bei der Therapie von Rückenschmerzen haben kann. Vor allem der englische Orthopäde James Cyriax und der neuseeländische Physiotherapeut Robin McKenzie haben diese Erkenntnisse verbreitet.

Um das zu verstehen, muss man sich daran erinnern, dass akute Rückenbeschwerden durch vorgewölbte Bandscheiben dann entstehen, wenn die Bandscheiben sich zu weit nach hinten verlagert haben. Bei der mechanischen Therapie von Bandscheibenvorwölbungen und -vorfällen strebt man daher an, die Bandscheibe wieder nach vorne zu bewegen. Und hier kommt das Hohlkreuz ins Spiel.

Beim Hohlkreuz wird Druck vor allem auf die hinteren Anteile der Wirbelkörper und der Bandscheiben ausgeübt. Die Bandscheibe bewegt sich nach vorne – weg vom Spinalkanal, in dem die empfindlichen Nerven verlaufen.

Daher lassen sich kleinere und mittlere Vorwölbungen durch Druck auf die hinteren Anteile nach vorne bewegen. Sie verkleinern sich durch die Hohlkreuzposition.

Größere Bandscheibenvorwölbungen werden anders behandelt als kleine. Sie verschlechtern sich nämlich oft durch die Hohlkreuzposition. Wenn die Bandscheibe sehr weit nach hinten herausragt, wird sie möglicherweise durch die Einnahme einer zu starken Lordose „abgeklemmt". Bei sehr abrupter Einnahme des Hohlkreuzes kann sich der hintere Teil der Bandscheibe durch die Einklemmung sogar abtrennen (sog. „Nussknacker-Effekt").

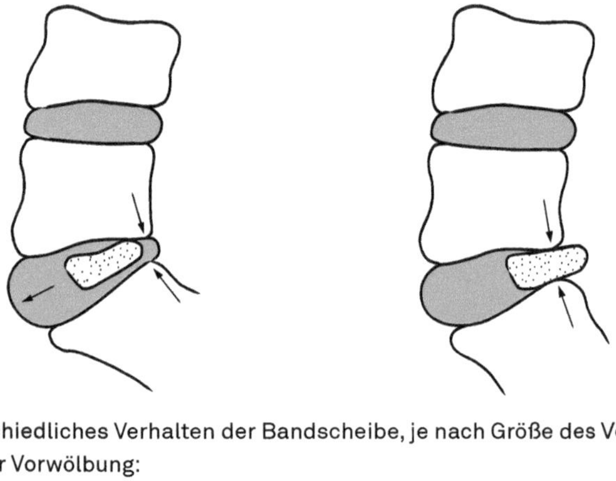

Unterschiedliches Verhalten der Bandscheibe, je nach Größe des Vorfalls oder der Vorwölbung:
Links kleine Vorwölbung: Rückneigung und Hohlkreuz bewegt die Bandscheibe nach vorne.
Rechts größerer Vorfall: Rückneigung und Hohlkreuz führt zur Abklemmung („Nussknacker-Effekt").

Daher kann es sein, dass am Anfang eines Hexenschusses, wenn die zugrundeliegende Bandscheibenvorwölbung noch ziemlich groß ist, eine Lagerung im Hohlkreuz die Schmerzen verschlimmert. Die geeignete Therapie könnte dann zunächst darin bestehen, die Wirbel auseinanderzuziehen. Das ist die Traktions-Strategie.

Traktion und Stabilisation

Traktion bedeutet: Auseinanderziehen der Wirbelsäule. Durch die Traktion wird der Druck in der Bandscheibe reduziert. Elastische Kräfte bewirken, dass sich hierdurch die vorgewölbte Bandscheibe zumindest teilweise wieder zurückzieht. Auch die Gelenkflächen der kleinen Wirbelgelenke erfahren durch Traktion eine Druckentlastung.

Daher kann die Traktion bei vielen Rückenbeschwerden hilfreich sein. Sie wird häufig instinktiv von den Betroffenen angewendet – durch Aushängen oder Abstützen. Traktionstherapie war früher oft *die* klassische Rückenbehandlung beim Orthopäden.

Ärzte benutzen seit Langem hierfür Traktionsgeräte („Streckbank"). Es ist eine etwas altmodische Form der physikalischen Therapie, die fast jeder der Älteren noch kennt. Den Jüngeren ist sie oft unbekannt. Wenn überhaupt, kennen sie diese Behandlung aus Filmen (z. B. James Bond: „Sag niemals nie"). Da diese Behandlung sich wirtschaftlich nicht mehr rentiert, halten nur noch wenige Ärzte, denen diese Therapieform wichtig ist, die Geräte vor. Das ist schade, denn in vielen beschriebenen Fällen hilft sie sehr gut.

Auch Physiotherapeuten können zum Beispiel in einem „Schlingentisch" eine Traktionsbehandlung durchführen.

Die Traktion mit einem Traktionsgerät ist vermutlich immer noch die effektivste Traktionsmethode. Heute gibt es nur noch wenige Praxen, die Traktionsbehandlung durchführen können. Wenn Ihr Arzt oder Physiotherapeut aber Traktion anbietet, kann das für Sie eine wichtige Therapiemöglichkeit sein.

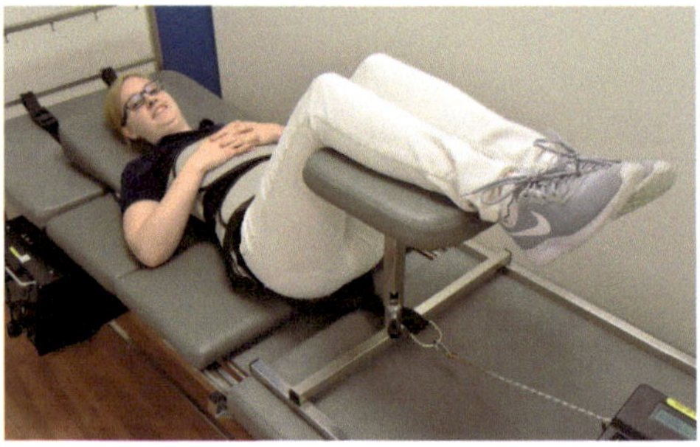

Traktionsgerät in der Arztpraxis

Die Traktion ähnelt in einer Hinsicht der Bettruhe: Es geht dabei um Druckentlastung. Der Unterschied besteht darin, dass die Druckentlastung bei der Traktion über kürzere Zeiträume durchgeführt wird als bei der Bettruhe.
Es wäre in jedem Fall schädlich, die Druckentlastung dauerhaft durchzuführen: weder als Traktionsbehandlung, und erst recht nicht als längere Bettruhe. Denn dies hätte als Nebenwirkung ein stärkeres Aufquellen der Bandscheibe zur Folge, von der Schwächung der Muskeln ganz zu schweigen.
Daher sollte als Gegengewicht zur Traktionstherapie immer auch die Stabilisierung der Wirbelsäule durchgeführt werden. Die Stabilisierungs-Strategie enthält Übungen, die auch zur Prävention von Rückenerkrankungen geeignet sind.
Ihre Muskeln werden reflexbedingt sowieso schon schwächer, wenn Sie Rückenschmerzen haben. Daher ist es ratsam, im Verlauf und am Ende der Behandlung von akuten Rückenschmerzen eine Stabilisierung der Wirbelsäule durchzuführen – egal ob Sie vorher mit der Lordose-, Kyphose- oder Traktions-Strategie gearbeitet haben. Die Stabilisierung kann anfangs eher zart und zurückhaltend geschehen – dann gehört sie noch zur Akutbehandlung und dient erst einmal nur dazu, den weiteren Muskelkraftverlust zu bremsen. Oder man kann am Ende der Behandlung richtig trainieren und mit einer stärkeren Belastung wieder mehr Muskelkraft aufbauen – dann ist es eine effektive Vorbeugemaßnahme.

Bei einigen Erkrankungen ist die Instabilität aber nicht nur die Folge, sondern sogar die Ursache der Rückenbeschwerden. Das kann z. B. bei Bänderschmerzen (betrifft vor allem junge Menschen) oder verschleißbedingtem Wirbelgleiten (betrifft vor allem ältere Menschen) der Fall sein. Dann beginnt man am besten gleich mit der Stabilisierungs-Strategie.

Welche Strategie ist für Sie am besten?
Für den Fall, dass Sie zum ersten Mal seit Langem Rückenschmerzen haben und in letzter Zeit keine Diagnose gestellt wurde: Beginnen Sie mit der Lordose-Strategie. Sie können vorsichtig mit der einfachen Übung in Bauchlage beginnen. Wenn sich zeigt, dass Sie die Übungen der Lordose-Strategie gut vertragen, fahren Sie damit fort, bis die Beschwerden abgeklungen sind. Danach können Sie mit der Kyphose-Strategie und der Stabilisierungs-Strategie weitermachen und den Erfolg sichern.
Wenn die Beschwerden sehr heftig sind und wenn die Lordose-Strategie die Beschwerden verstärkt, sollten Sie zunächst mit der Lordose-Strategie nicht fortfahren. Wechseln sie zur Traktions-Strategie. In den meisten Fällen werden die Beschwerden nach einigen Tagen geringer werden. Dann können Sie erneut versuchen, mit der Lordose-Strategie zu arbeiten, wie oben beschrieben.
Wenn Sie nur in einer sehr krummen Haltung stehen können, sollten Sie gar nicht erst mit der Lordose-Strategie beginnen, sondern als Erstes die Traktions-Strategie anwenden.
Wenn Sie nur leichte Beschwerden haben und die Lordose-Therapie Ihnen unangenehm ist, probieren Sie die Kyphose-Strategie aus. Wenn die Beschwerden sich nach einigen Tagen gebessert haben, sollten Sie zusätzlich Übungen aus der Lordose-Strategie sowie die Stabilisierungs-Strategie benutzen.

Wenn alle Strategien zu einer Beschwerdeverstärkung führen, sollten Sie einen Arzt aufsuchen. Dann sind vermutlich weitere Diagnostik und eine spezifische Therapie durch Arzt oder Physiotherapeut erforderlich.

Für den Fall, dass Sie in letzter Zeit schon einmal Rückenschmerzen hatten und eine Diagnose gestellt wurde: Sie können mit der Strategie beginnen, die für die entsprechende Diagnose voraussichtlich die besten Ergebnisse bringt:

Strategie	Besonders gut geeignet bei
Lordose-Strategie	• Haltungsschwäche • kleinem und mittelgroßem Bandscheibenvorfall oder Bandscheibenvorwölbung • unspezifischem Rückenschmerz
Traktions-Strategie	• größerem Bandscheibenvorfall mit schmerzhafter Schonhaltung • sehr ausgeprägtem Facettensyndrom (Arthrose der kleinen Wirbelgelenke)
Kyphose-Strategie	• Facettensyndrom (Arthrose der kleinen Wirbelgelenke) • Hohlkreuzschmerz • Spinalstenose
Stabilisierungs-Strategie	• Bänderschmerzen • Segmentinstabilität • Osteochondrose • Wirbelgleiten

Wenn die anfänglich gewählte Strategie nicht hilft, versuchen Sie eine andere und nähern Sie sich in aller Gelassenheit einem optimalen Ergebnis. Wenn Sie nicht weiterkommen: Sprechen Sie mit Ihrem Arzt oder Ihrem Physiotherapeuten!

Für den Fall, dass Sie schon in ärztlicher oder physiotherapeutischer Behandlung sind: Sie können die Eigenübungen trotzdem nutzen, denn Sie können damit die Ergebnisse einer Behandlung durch Medikamente, Spritzen oder Akupunktur deutlich verbessern. Fragen Sie Ihre Behandler, welche Strategie für Sie vermutlich die beste sein wird. Probieren Sie auch in diesem Fall vorsichtig aus, was die Beschwerden am meisten reduziert. Einige Beispiele:
Wenn Sie eine Wirbelkörperfraktur haben, die nicht operiert werden muss, kann die Lordose-Strategie sehr oft sehr hilfreich sein. Das sollten Sie aber auf keinen Fall auf eigene Faust beginnen! Denn es gibt (selten) auch Fälle von Wirbelbrüchen, bei denen anfänglich jede Bewegungstherapie vermieden werden sollte. Sprechen Sie vorher mit Ihrem behandelnden Arzt darüber. Die Kyphose-Strategie hingegen sollten Sie bei einem akuten Bruch unbedingt vermeiden. Aber: Wenn der Bruch ausgeheilt ist, kann unter Umständen eine Mischung aus Kyphose- und Stabilisations-Strategie das Richtige sein.
Bei der Behandlung chronischer Rückenschmerzen durch Akupunktur lassen sich akute Verschlechterungen oft mit den Eigenübungen behandeln. Junge Menschen sollten in diesem Fall mit der Lordose-Strategie beginnen; Ältere sollten zunächst die Stabilisierungs-Strategie wählen.
Die Behandlung von Bandscheibenvorfällen durch Injektionen und CT-gesteuerte periradikuläre Therapien lässt sich durch Eigenübungen meist deutlich verbessern. Hierbei sollten Sie am besten mit Ihrem Arzt oder Physiotherapeuten abstimmen, welche Strategie Sie am Anfang wählen sollten.
Die richtige Strategie auszuwählen, ist nicht schwer. Sie müssen nur noch anfangen!

Die Hohlkreuz-(Lordose-)Strategie für die Lendenwirbelsäule

Übung: Bauchlage

Ziel der Übung:
Durch leichte Hohlkreuzbildung während des Liegens auf dem Bauch soll die Bandscheibe nach vorne gedrückt werden.

Die Ausgangsstellung:
Die Übung besteht nur darin, auf dem Bauch zu liegen. Hierfür legt man sich auf eine Yogamatte, ein Sofa oder auf eine nicht zu weiche Matratze.

So wird's gemacht:
Legen Sie in Bauchlage die Arme entspannt neben sich. Durch die Bauchlage allein entsteht schon ein Hohlkreuz. Dieses ist zwar meist nur gering ausgeprägt, es reicht aber aus, um die Bandscheiben ein wenig nach vorne zu drücken. Nutzen Sie die Bauchlage-Übung, wenn die Bauchlage für Sie möglich ist.

Wie lange? Ca. 3 Minuten. Wenn Sie sich dabei gut fühlen, auch länger.
Wie häufig? 1 x jede wache Stunde.

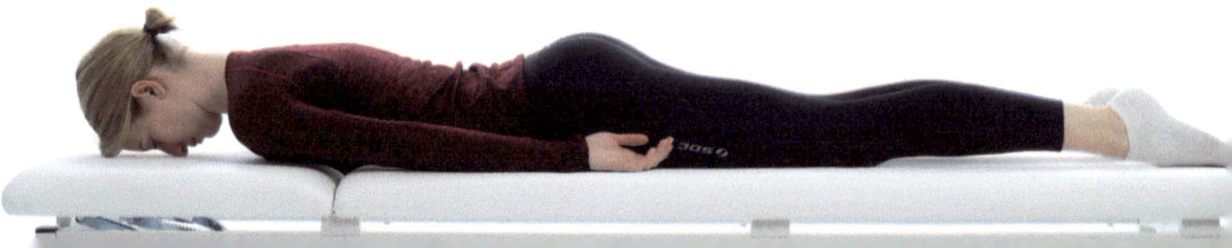

Übung: Bauchlage mit Aufstützen auf den Ellenbogen

Ziel der Übung:
Eine Verstärkung des Drucks auf die hinteren Anteile der Wirbelsäule soll die Bandscheibe weiter nach vorne bewegen. Die Übung ist auch gut geeignet als Gegenmittel gegen die krumme Haltung durch langes Sitzen und zu langen Gebrauch von Smartphones und Computern.

Die Ausgangsstellung:
Legen Sie sich in Bauchlage auf eine möglichst feste Matratze, den Boden oder auf eine Yogamatte.

So wird's gemacht:
Versuchen Sie, sich auf den Ellenbogen aufzustützen. Kommen Sie dabei mit dem Oberkörper hoch. Das alles sollte völlig schmerzfrei ablaufen. Wenn Sie Schmerzen verspüren, bleiben Sie zunächst bei der allgemeinen Übung für die Bauchlage und versuchen Sie am nächsten Tag, etwas weiterzukommen.
Können Sie aber den Oberkörper schmerzfrei aufrichten, bleiben Sie 5 Minuten völlig entspannt so liegen.

Wie lange? 3 Minuten.
Wie häufig? Im akuten Fall 1 x jede wache Stunde.

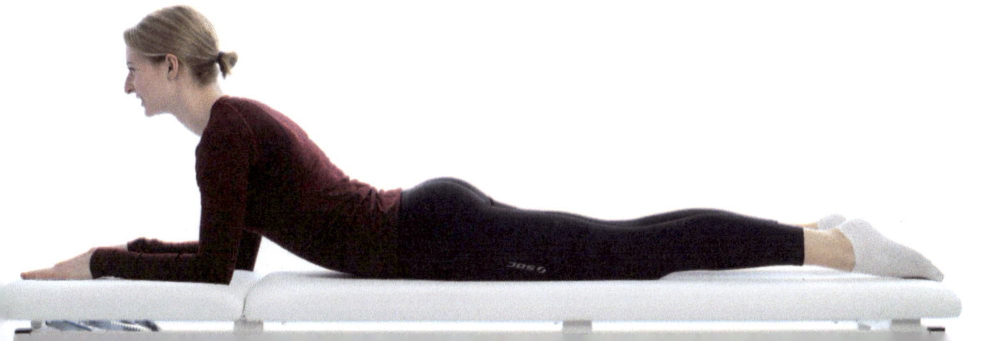

Übung: Bauchlage Überstreckung

Ziel der Übung:
Die Übung soll für einige Sekunden einen noch stärkeren Druck auf die hinteren Wirbelsäulenanteile ausüben. Sie ist besonders für jüngere Menschen im Anschluss an die vorhergehenden Übungen geeignet.

Die Ausgangsstellung:
Legen Sie sich in Bauchlage auf eine möglichst feste Matratze, den Boden oder auf eine Yogamatte.

So wird's gemacht:
Stützen Sie sich auf den Händen ab und kommen Sie mit möglichst gestreckten Armen möglichst weit mit dem Oberkörper hoch.

Wie lange? 2 Atemzüge.
Wie häufig? 1 x jede wache Stunde.

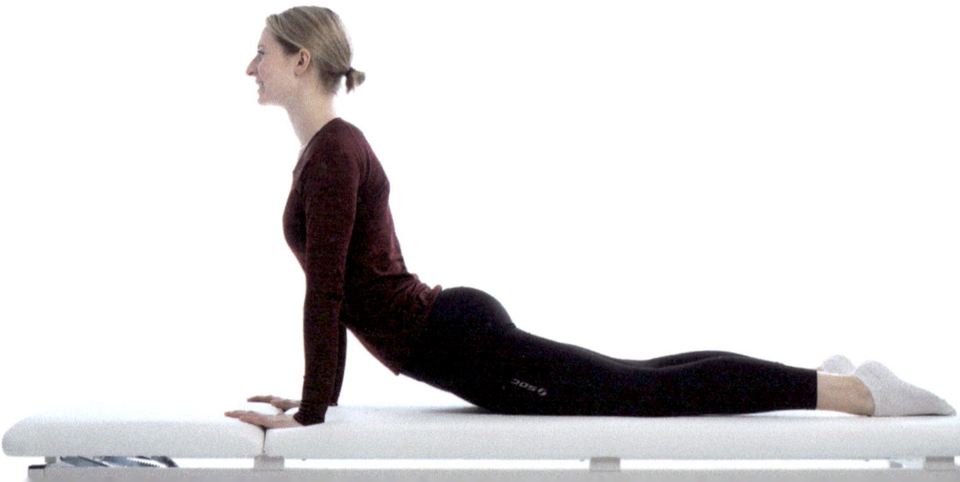

Übung: Bauchlage Stabilisation („Surfbrett")

Ziel der Übung:
Im Anschluss an die Übungen der Lordose-Strategie sollte man versuchen, noch eine Stabilitätsübung anzuhängen, um zu verhindern, dass die Muskulatur während der akuten Phase zu schlapp wird. Diese stabilisierende Übung kommt in diesem Buch noch an zwei anderen Stellen vor. Es ist eine der Basisübungen für diejenigen, die eine instabile Wirbelsäule haben. Zugleich gehört sie zu den Übungen für jedermann, mit denen der Rücken gekräftigt werden kann und Beschwerden dauerhaft vorgebeugt werden können.
Bei akuten Beschwerden geht es aber zunächst nicht um Training. Deshalb unterscheidet sich die hier beschriebene Übung (nur) durch die „Dosis".
Im akuten Fall machen Sie die Übung nur 1 bis 2 x im Anschluss an die Lordose-Strategie. Richtig trainieren können Sie später, jetzt geht es nur darum, die Muskeln nicht verkümmern zu lassen und Spannung aufzubauen.

Die Ausgangsstellung:
Legen Sie sich auf den Bauch. Die Ellenbogen sind aufgestützt.

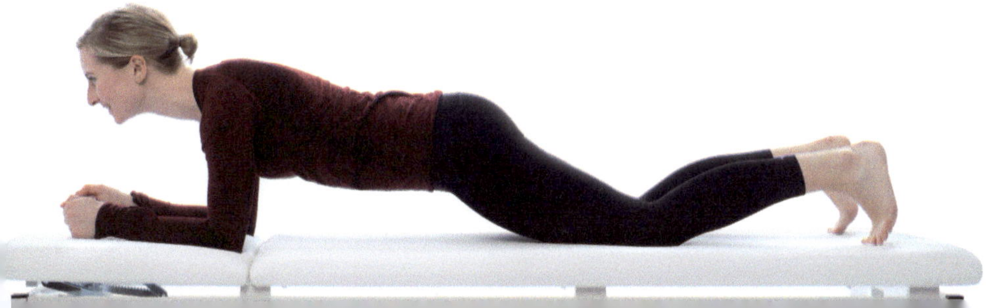

So wird gekräftigt:
Heben Sie Rumpf und Gesäß an. Sie stützen sich auf den Knien und Ellenbogen und Fußspitzen ab. Die Wirbelsäule soll dabei gerade gehalten werden. Das Gesäß ist etwas tiefer als die Brustwirbelsäule. Dadurch entsteht der Eindruck einer schrägen Ebene.
Auch sehr starke Männer und Frauen zittern bei dieser Übung oft schon nach wenigen Sekunden, da hierbei tiefe Muskeln benutzt werden, die man sonst oft vernachlässigt.

Darauf müssen Sie achten:
Halten Sie die Wirbelsäule wirklich gerade.
Achten Sie auch auf Ihre Halswirbelsäule. Der Kopf soll nicht zu tief oder zu hoch gehalten werden.
Die Übung soll keine Schmerzen verursachen.

Wo? Zum Beispiel zu Hause auf einer Gymnastikmatte oder auf einem nicht zu weichen Bett.
Wie lange? Ca. 8 Sekunden oder 2 Atemzüge.
Wie häufig? Im akuten Fall 1 x, evtl. 2 x direkt im Anschluss an eine Übung der Lordose-Strategie.
Als Rückentraining werden später höhere Dosierungen, also mehr Wiederholungen, benötigt.

Die Traktions-Strategie und die Stufenlagerung für die Lendenwirbelsäule

Es gibt Fälle, in denen die Lordose-Strategie nicht funktioniert. Aber keine Sorge. Auch in diesen Fällen gibt es eine gute Möglichkeit, sich zu helfen: die Traktions-Strategie.
Nach meiner Erfahrung sollte man zunächst prüfen, ob die Lordose-Strategie funktioniert. Denn meistens ist die Lordose-Strategie die bessere Wahl.
Aber die Traktions-Strategie ist eine gute Ausweichstrategie, vor allem in folgenden Fällen:

- wenn die Schmerzen sehr stark sind und Sie sich nicht vorstellen können, sich auf den Bauch zu legen
- wenn Sie die Lordose-Strategie schon ausprobiert haben und sie bei Ihnen (noch) nicht funktioniert
- wenn durch Lordose die Beschwerden sogar verstärkt werden
- wenn Sie im Stehen eine Zwangshaltung haben, in der Sie gezwungen sind, sich nach vorne zu bücken.

Es gibt eine ganze Reihe von Eigenbehandlungen mit Traktion. Probieren Sie die folgenden Übungen aus.

Übung: Eigentraktion im Stehen

Ziel der Übung:
Die Wirbelsäule auseinanderziehen. Dadurch werden die Bandscheiben der Lendenwirbelsäule entlastet und Vorwölbungen sollen sich zurückziehen.

Die Ausgangsstellung:
Stellen Sie sich breitbeinig hin – in einem sicheren Stand. Die Hände werden auf den Beckenkämmen abgestützt.

So wird's gemacht:
Drücken Sie mit Ihren Händen nach unten auf die Beckenkämme und stemmen Sie so Ihren Oberkörper hoch.
Man verspürt meist einen angenehmen Zug im unteren Rücken. Bleiben Sie ca. 3 Atemzüge in dieser Haltung. Lassen Sie die Arme danach wieder 3 Atemzüge lang hängen und entspannen Sie sich in der breitbeinigen Ausgangsstellung für diese 3 Atemzüge.

Wie lange? Dieser Vorgang muss 10 x wiederholt werden. Die gesamte Übung kostet Sie also nur wenige Minuten Zeit.
Wie häufig? Die Übung sollte im ganz akuten Fall 1 x pro Stunde angewendet werden. Sie benötigen also 1 x pro Stunde nur einige Minuten für die Eigentraktion.

Diese Technik wird von vielen Betroffenen instinktiv angewendet. Aber oft wird sie nicht lange genug und vor allem nicht häufig und konsequent genug durchgeführt.
Die Schmerzen verringern sich meistens nach einer Übung für kurze Zeit; vollständig verschwunden sind sie aber meist nicht. Denn die Bandscheibe braucht etwas länger, um sich durch Traktion wieder zurück an ihren angestammten Ort zu bewegen.

Deshalb ist es wichtig, diese kurze Übung an den folgenden Tagen im Stundentakt zu wiederholen.
Wenn die Situation sich hierdurch gebessert hat, können Sie vorsichtig zur Lordose-Strategie wechseln.

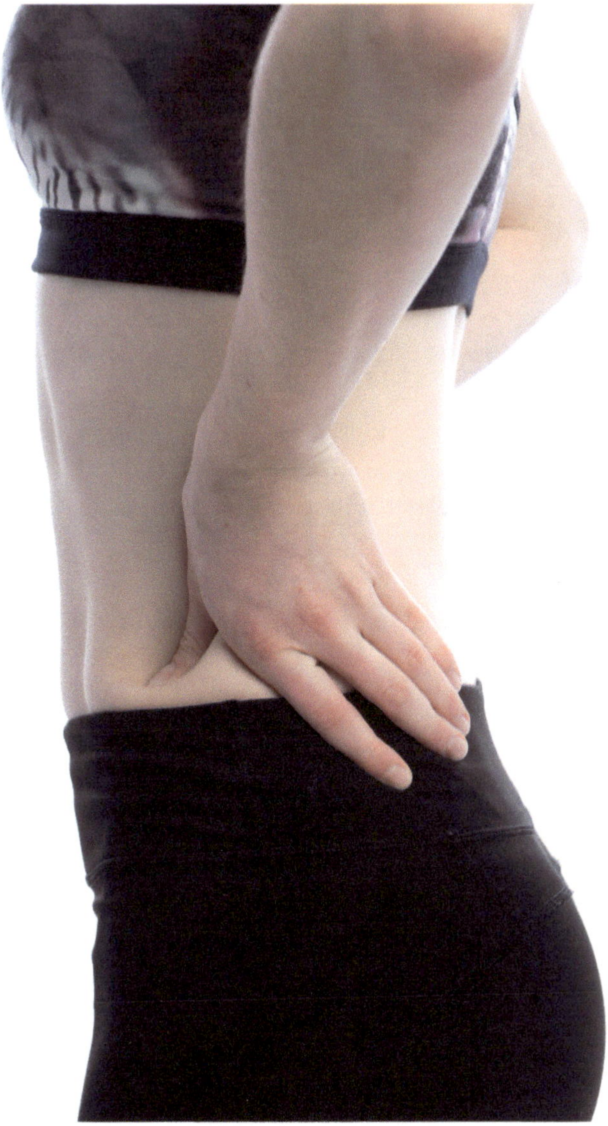

Übung: Stufenlagerung

Ziel der Übung:
Wenn die Beschwerden sehr stark sind und Sie sich kaum rühren können, ist diese Übung – oder Lagerung – eine gute Hilfe.

Die Ausgangsstellung:
Bei starken Schmerzen ist es gut, zeitweise – nicht dauerhaft – die sogenannte Stufenlagerung einzunehmen. Hüfte und Knie befinden sich dabei jeweils in einer 90-Grad-Beugung. Dazu lässt sich gut eine leere Getränkekiste verwenden, die man etwas abpolstern sollte.

So wird's gemacht:
Variante 1: Sie können in der Ausgangsposition einfach längere Zeit liegen bleiben, bis es Ihnen unbequem wird.

Variante 2: Sie können auch in der Stufenlagerung zwischendurch immer mal wieder zusätzlichen Zug ausüben, indem Sie mit den Händen auf die Beckenkämme drücken. Das Gefühl ist dabei ähnlich wie bei der Eigentraktion im Stehen.

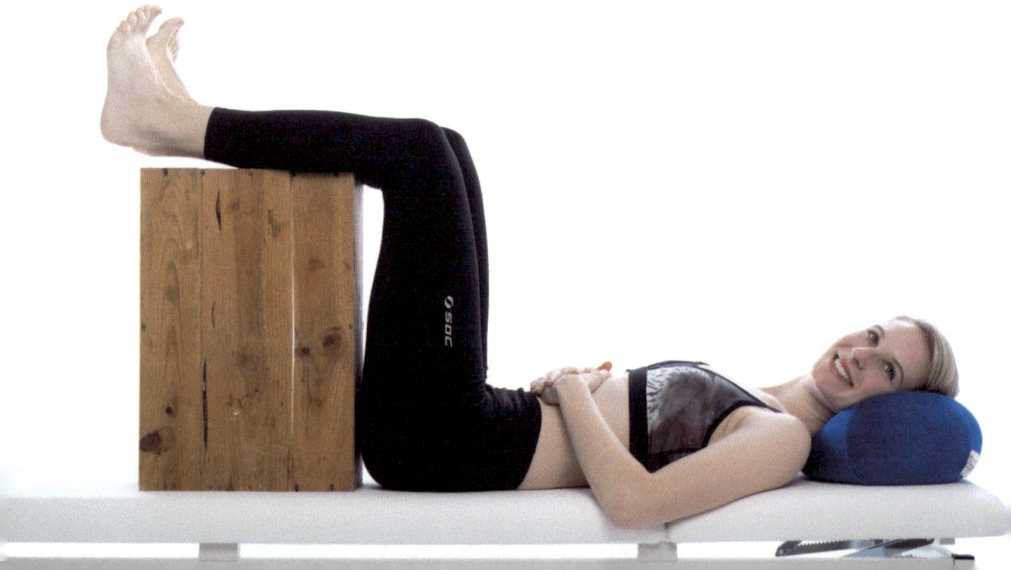

Wie lange? Sie sollten die Stufenlagerung höchstens eine Stunde einnehmen. Dann sollten Sie unbedingt aufstehen und etwas umhergehen, auch wenn dies beschwerlich ist.
Wie häufig? Wechseln Sie im Laufe des Tages häufig zwischen Liegen in der Stufenlagerung und Laufen. Wechseln Sie mindestens 10 x zwischen Liegen und Laufen ab – auch wenn das Laufen beschwerlich ist.

Wichtiger Hinweis:
Bettruhe ist natürlich auch eine Art von Druckentlastung. Längere Bettruhe sollte man aber möglichst vermeiden. Die Nachteile überwiegen meist die Vorteile, das zeigen alle Studien und die Erfahrung der Behandler.
Besser ist es bei starken Beschwerden, sich zwischendurch kurz hinzulegen – natürlich am besten in Bauchlage wie bei der Lordose-Strategie. Wenn dies aber nicht funktioniert, kann man sich zwischendurch in einer Stufenlagerung oder in der Lagerung mit Rolle (siehe unten) ausruhen. Nach idealerweise 15 Minuten sollte man aber wieder aufstehen und auch die Eigentraktionsübung im Stehen durchführen.

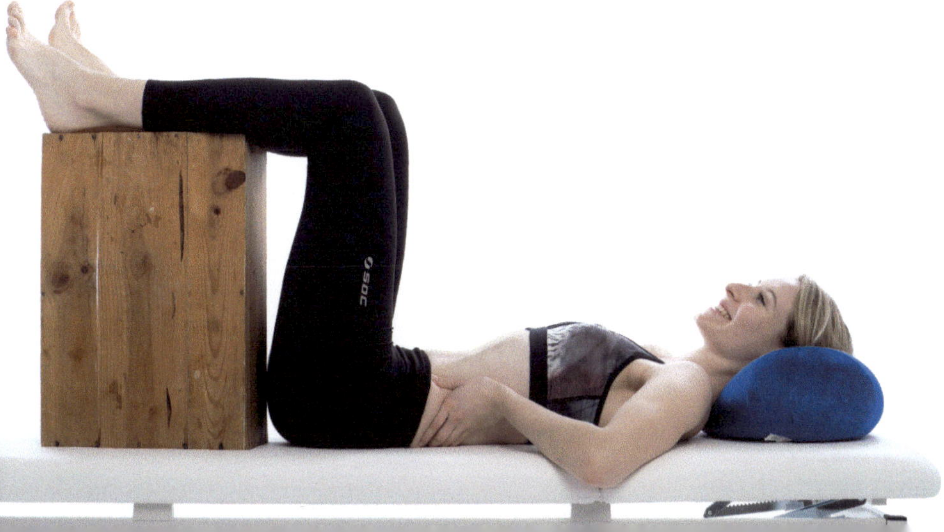

Übung: Lagerung mit Knierolle

Ziel der Übung:
Druckentlastung wie bei der Stufenlagerung. Die Lagerung mit einer Knierolle reduziert ebenfalls den Bandscheibendruck. Sie entspannt die hintere Beinmuskulatur. Die Übung ist oft ein wichtiger Zwischenschritt zwischen der Stufenlagerung und dem Beginn der Lordose-Strategie.

Die Ausgangsstellung:
Sie liegen auf dem Rücken und legen sich eine Rolle oder ein zusammengerolltes großes Handtuch unter die Knie.

So wird's gemacht:
Auch bei dieser Übung können Sie einfach nur liegen oder zusätzlich noch mit den Händen auf den Beckenkamm drücken. So können Sie wieder eine zusätzliche Druckentlastung erreichen.

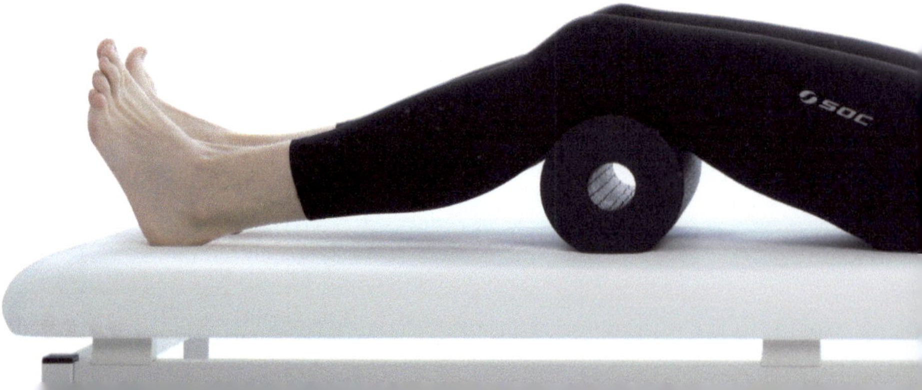

Wie lange? Auch hier gilt, dass es hilfreich sein kann, diese Lagerung kurzfristig (ca. 15 Min.) einzunehmen, um sich Entlastung zu verschaffen. Aber auch diese Lagerung ist kontraproduktiv, wenn man sie längere Zeit einnimmt, denn in der Rückenlage quellen die Bandscheiben auf.
Wie häufig? Wechseln Sie daher ständig zwischen Lagerung mit Knierolle, Umhergehen (am besten Rückenwalking) und Eigentraktion im Stehen. Das kann mitunter ganz schön anstrengend sein. Aber es ist ja meist nur für ein oder zwei Tage erforderlich – und es lohnt sich.

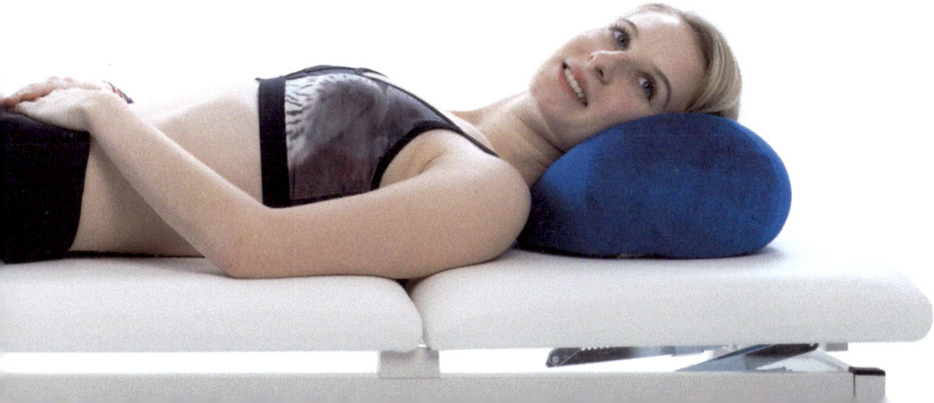

Übung: Zug durch Partner

Ziel der Übung:
Auch bei dieser Übung geht es um Druckentlastung der Bandscheiben. Durch die Mitwirkung eines Partners kann diese noch verstärkt werden.

Die Ausgangsstellung:
Sie liegen auf dem Rücken. Ihre Beine sind in den Knien angewinkelt, die Füße fest aufgestellt.

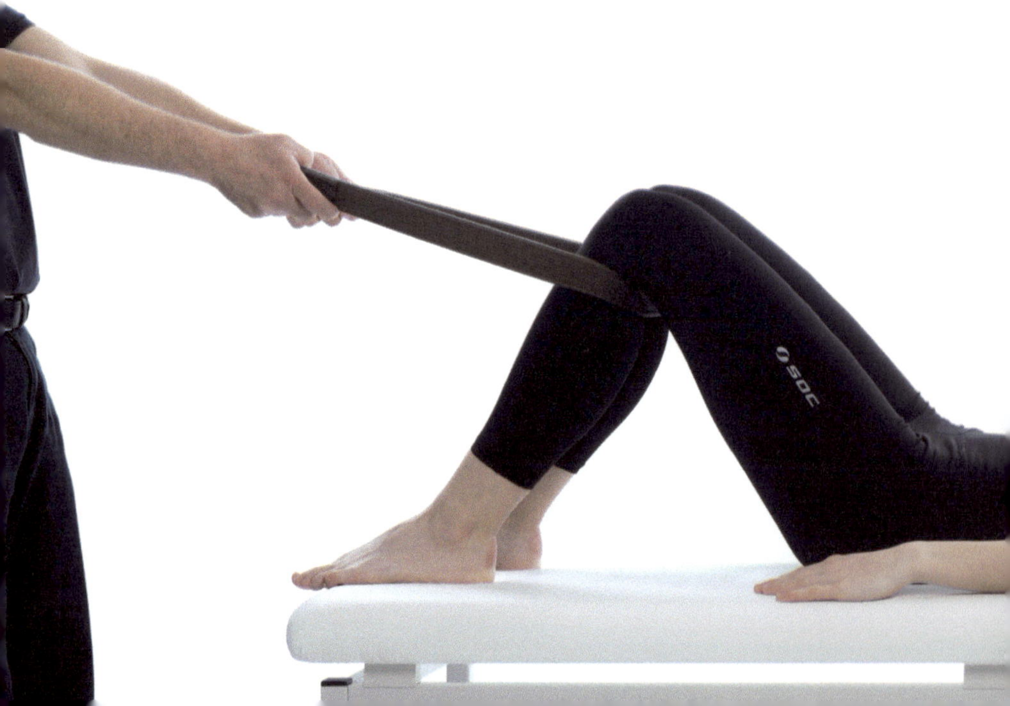

So wird's gemacht:
Ihr Partner schlingt ein Seil oder besser ein längeres Tuch um Ihre Unterschenkel und zieht an Ihren Unterschenkeln. Am besten legt er sich ein wenig mit Gewichtsverlagerung nach hinten zurück. Durch die Gewichtsverlagerung kann Ihr Partner den Zug bequem über längere Zeit halten, ohne dass er selbst Rückenschmerzen bekommt.

Wie lange? Der Zug sollte so lange ausgeübt werden, wie es für Sie bequem ist, jedoch nicht länger als 15 Minuten.
Wie häufig? 3 bis 5 x am Tag.

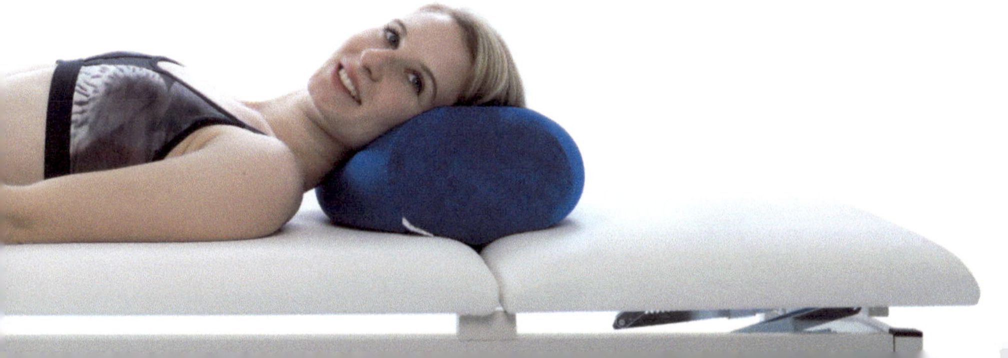

Übung: Aushängen an der Klimmzugstange

Ziel der Übung:
Druckentlastung von Rücken und den Bandscheiben.

Die Ausgangsstellung:
Oft hilft es, sich an einer Klimmzugstange oder einem Türrahmen auszuhängen. Wichtig ist dabei, dass die Füße noch fest auf dem Boden stehen.

So wird's gemacht:
Lassen Sie Ihre Füße auf dem Boden und gehen Sie ein wenig in die Knie, wie bei einer leichten Kniebeuge. Schon entsteht Zug (Traktion) auf die Wirbelsäule.
Bleiben Sie in dieser Position, während Sie 3 x ein- und ausatmen.

Achtung:
Hängen Sie sich **nicht** an die Klimmzugstange wie bei einem Klimmzug. Lassen Sie also die Füße auf dem Boden. Und machen Sie die Bewegung wie eine Kniebeuge. Denn sonst spannen sich Ihre Muskeln zu stark an. Bei akuten Beschwerden ist das meistens schlecht.

Wie lange? Wiederholen Sie diese Traktion an der Klimmzugstange 10 x, das ist ein Satz. (Konkret heißt das also 10 x 3 Atemzüge.)
Wie häufig? Im akuten Fall sollten Sie mindestens 3 x täglich einen Satz durchführen.

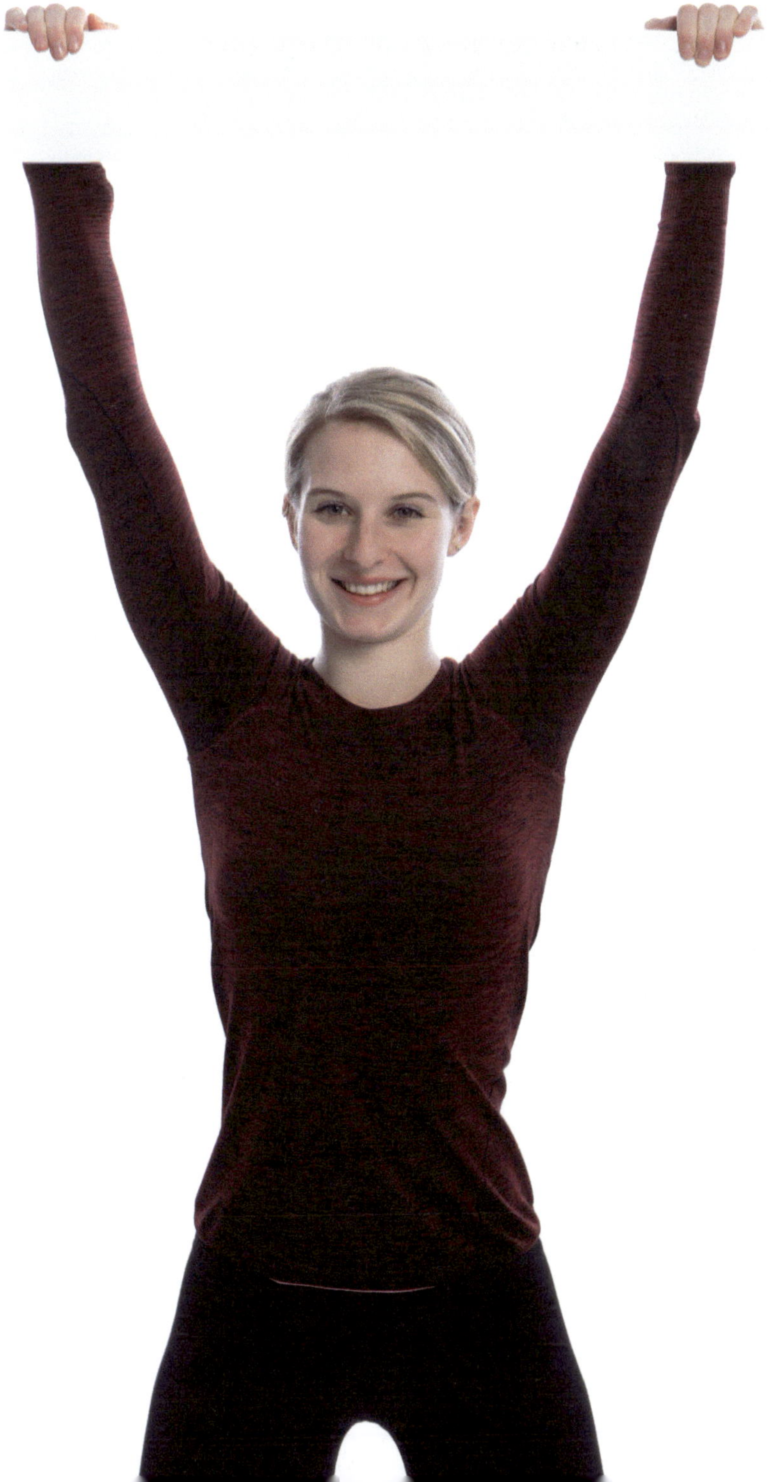

Die Kyphose-Strategie für die Lendenwirbelsäule

Kyphose ist die medizinische Bezeichnung für den runden Rücken, somit für das Gegenteil des Hohlkreuzes. Bei der Kyphose-Strategie macht man den Rücken rund.

Bei akuten Beschwerden gibt es nur wenige Fälle, in denen man mit der Kyphose-Strategie beginnt. Meistens empfehle ich meinen Patienten, als Erstes die Lordose-Strategie anzuwenden. Später kann in einem zweiten Schritt die Kyphose-Strategie nützlich sein.

Wenn nach einiger Zeit eine Besserung eingetreten ist, haben viele Patienten noch leichtere Restbeschwerden. Diese werden oft hervorgerufen durch die Hohlkreuz-Haltung, die sie in den letzten Tagen – als Therapie – häufig eingenommen haben. Diese Restbeschwerden sind daher so etwas wie leichte Nebenwirkungen der Lordose-Strategie. Und dagegen hilft jetzt das Gegenteil des Hohlkreuzes – der runde Rücken. Man dehnt die Rückenstreck-Muskeln, um so die Strukturen auf der Rückseite der Wirbelsäule wieder zu entlasten.

Das ist für all diejenigen besonders wichtig, die sowieso schon ein Hohlkreuz haben oder deren Rückenstreck-Muskeln schon vorher nicht gut genug gedehnt waren.

Hin und wieder kann man allerdings sogar mit der Kyphose-Strategie beginnen: Wenn man Beschwerden durch Arthrose der Wirbelgelenke hat (siehe „Facettensyndrom"), ist gelegentlich die Kyphose-Strategie das Erste, was man probieren sollte. Wenn Sie älter als fünfzig Jahre sind, diffuse untere Rückenschmerzen haben und diese Schmerzen durch Husten, Pressen oder Niesen nicht verstärkt werden, könnte es sinnvoll sein, gleich mit der Kyphose-Strategie zu beginnen.

Bei chronischen Rückenschmerzen stellt die Kyphose-Strategie ebenfalls oft einen wichtigen Teil der Therapie dar.

Übung: Päckchenstellung

Ziel der Übung:
Sanfte Mobilisierung der Wirbelsäule und Dehnung der Rückenstrecker.

Die Ausgangsstellung:
Legen Sie sich auf den Rücken. Am besten auf einer Yogamatte, einem Sofa oder einer nicht zu weichen Matratze.

So wird's gemacht:
Ziehen Sie die Beine an und drücken Sie Ihre Unterschenkel an die Oberschenkel.

So bilden Sie die Päckchenstellung. Sie merken, dass Sie die Übung richtig machen, wenn Sie ein leichtes Ziehen in den Rückenmuskeln spüren. Wenn Sie dies merken, können Sie beginnen, in dieser Position ein wenig auf und ab zu schaukeln. Das verstärkt die Dehnung.

Wie lange? Ca. 4 Atemzüge pro Dehnung. Dies 3 x hintereinander wiederholen.
Wie häufig? Im akuten Fall 1 x jede wache Stunde.
Die Übung ist aber auch zur langfristigen Therapie geeignet. Dann reichen 2 bis 3 x täglich.

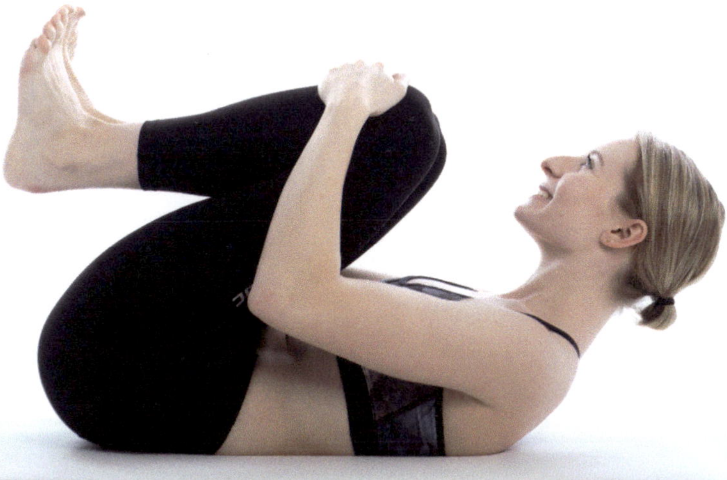

Übung: Rückenstrecker dehnen durch Vornüberneigen im Sitzen

Ziel der Übung:
Kräftigere Dehnung der Rückenstrecker. Hierdurch werden die Gelenkflächen der Wirbelgelenke ebenso wie die Bandscheiben entlastet.

Die Ausgangsstellung:
Sie sitzen breitbeinig auf einem Stuhl, im Kutschersitz.

So wird's gemacht:
Neigen Sie sich nach vorne, so weit sie es schmerzfrei können. Vorsicht: Dabei sollten keine Schmerzen auftreten oder sich verstärken!
Wenn Sie es schaffen, Ihren Kopf vor die Beine zu bekommen (wie auf dem Foto), ist es besonders effektiv.
Wenn Sie das – noch – nicht schaffen, sollten Sie kleine Brötchen backen und sich nur so weit nach vorne beugen, wie es schmerzfrei geht.
Sie werden vermutlich jeden Tag ein bisschen weiter kommen. Versuchen Sie sich mit den Händen auf den Füßen oder sogar auf dem Boden abzustützen.

Wie lange? 3 Atemzüge.
Wie häufig? Im akuten Fall 3 bis 5 x am Tag.

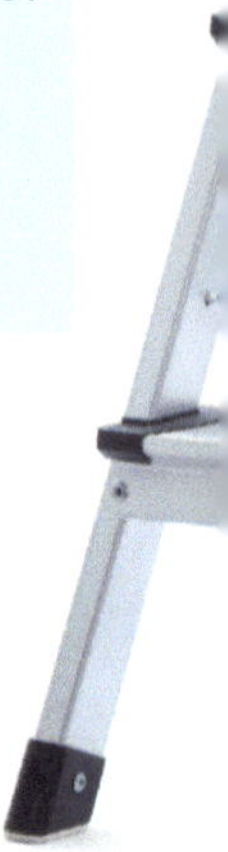

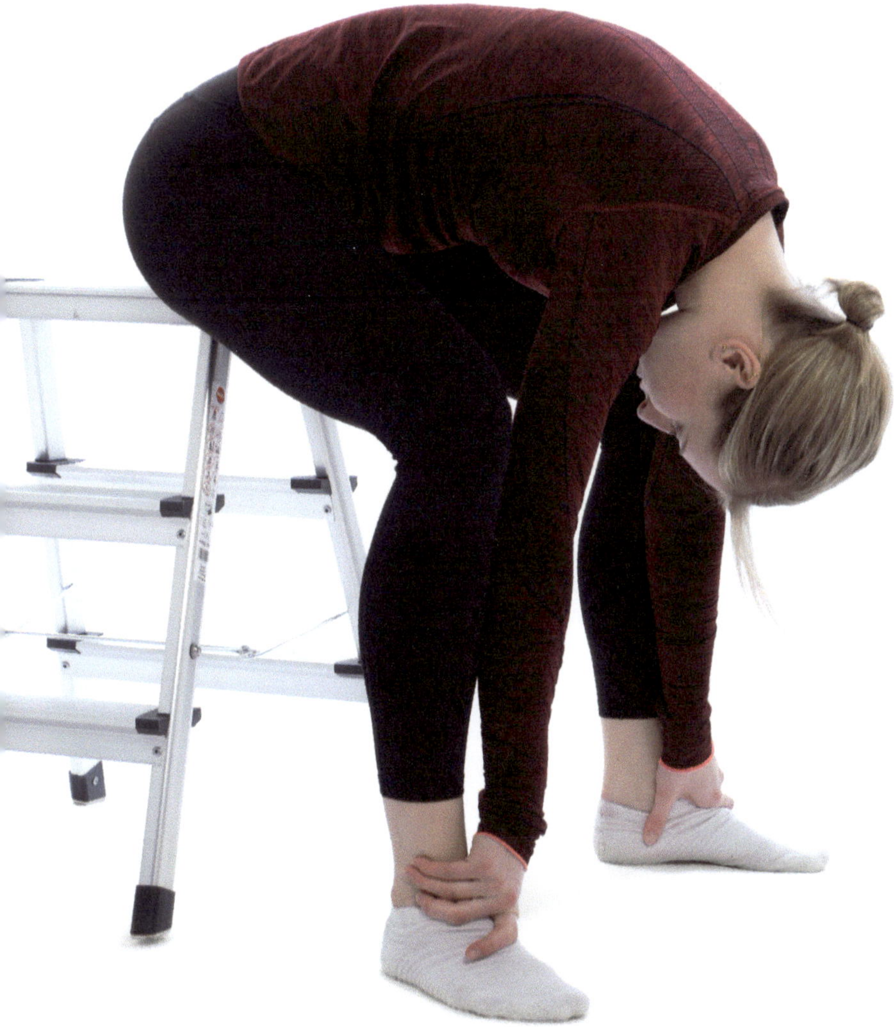

Die Stabilisierungs-Strategie für die Lendenwirbelsäule

Bei akuten Beschwerden kommt es also auf das richtige Timing an: erst Lordose-Strategie, dann Kyphose-Strategie und oft ganz zum Schluss die Stabilisierungs-Strategie.
Wenn Sie eine instabile Wirbelsäule haben, z. B. ein bekanntes Wirbelgleiten oder eine Segmentinstabilität, dann ist die Stabilisierungs-Strategie schon am Anfang die richtige Behandlung.
Benutzen Sie für die Stabilisierungs-Strategie die Basisübungen für einen stabilen Rücken im gleichnamigen Kapitel. Sie sind für Sie genau das Richtige, wenn die Beschwerden auf eine instabile Wirbelsäule zurückzuführen sind.
Die Übungen in dem genannten Kapitel sind für alle Patienten als Präventionsübungen gedacht. Für die Patienten mit einer Instabilität der Wirbelsäule sind sie jedoch die Haupttherapie. Der Unterschied besteht nur in der Dauer jeder einzelnen Übung sowie der Häufigkeit, in der sie ausgeführt wird.
Wenn Sie akute Beschwerden haben, werden Sie möglicherweise die Stabilisationsübungen nicht über 3 Atemzüge (also 12 Sekunden lang) und nicht mit 10 Wiederholungen durchführen können. Wenn Sie die Übungen nicht so lange und so intensiv ausführen können, machen Sie einfach weniger. Versuchen Sie, sich so zu steigern, bis Sie jede Übung 3 Atemzüge lang durchführen können und dabei 10 Wiederholungen schaffen. Wenn Sie das geschafft haben, melden Sie sich am besten bei Ihrem nächstgelegenen Sportverein für ein Rückentraining an. Dann können Sie auch schwerere Übungen durchführen und mit Gewichten arbeiten.
Vergessen Sie aber nicht, diese Basisübungen mehrfach in der Woche, möglichst täglich, zusätzlich durchzuführen.

Übungen gegen akute Schmerzen am ISG (Kreuzbein-Darmbeingelenk)

Bevor Sie Ihr ISG mobilisieren, sollten Sie den Abschnitt über ISG-Blockierungen im Kapitel „Akut oder chronisch?“ lesen. Denn nicht immer, wenn das ISG Schmerzen verursacht, ist es auch blockiert. Es gibt einige Erkrankungen, bei denen eine ISG-Mobilisierung auch Beschwerden verstärken kann. Die untenstehende Übung sollten Sie daher nur machen, wenn das ISG blockiert ist.

Wie aber sollen Sie wissen, ob Beschwerden durch ein blockiertes ISG hervorgerufen werden oder nicht? Die Antwort: Das ist Ihnen als Nicht-Mediziner vermutlich gar nicht möglich.

Um zu wissen, ob das ISG blockiert ist oder nicht, muss ein manualtherapeutisch oder osteopathisch ausgebildeter Arzt oder Physiotherapeut Sie untersuchen.

Die folgende Übung ist daher nicht für diejenigen gedacht, die zum ersten Mal Rückenschmerzen haben und nicht wissen, was die Ursache dafür ist. Sie ist aber gut für alle, bei denen bereits einmal eine Blockierung des ISG erfolgreich behandelt wurde.

Wenn Sie schon früher einmal ähnliche Beschwerden hatten **und** die Diagnose einer ISG-Blockierung gestellt wurde **und** die Therapie auch erfolgreich war, **dann** ist diese Übung vermutlich genau richtig für Sie. Brechen Sie die Übung aber vorsichtshalber ab, wenn Beschwerden verstärkt werden.

In der Schwangerschaft braucht das ISG meistens Stabilität. Mobilisierende Übungen (auch unsere Eigenübung) sind daher in der Regel kontraproduktiv!

Übung: ISG-Mobilisierung

Ziel der Übung:
Vorsichtige Mobilisierung des ISG, z. B. bei Gesäßschmerz durch eine ISG-Blockierung. Hierdurch wird eine Manipulation durch einen Arzt oder Physiotherapeuten oft nicht mehr nötig sein. Ansonsten kann man mit der Übung eine Manipulation vor- und nachbereiten.

Die Ausgangsstellung:
Sie knien im Vierfüßlerstand auf einem Sofa oder einem Bett. Wichtig ist, dass das Sofa oder die Matratze nicht zu weich sind.
Knien Sie sich so hin, dass sich die weniger betroffene Seite nah am Rand des Sofas oder der Liege befindet. (Bei der Patientin in unserem Beispiel auf dem Foto ist die linke Seite betroffen, die rechte Seite befindet sich am Rand der Liege.)

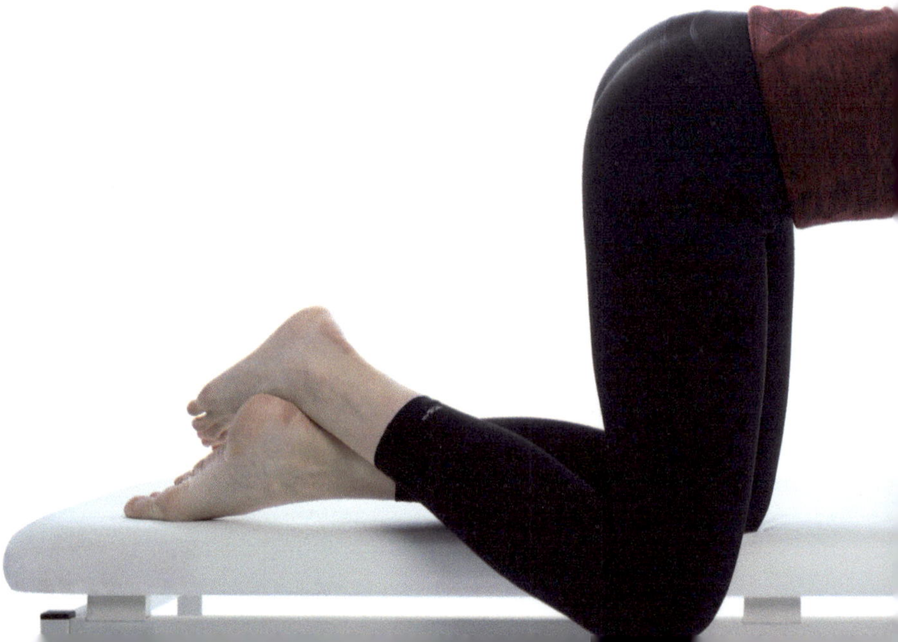

So wird's gemacht:
Rutschen Sie – wir bleiben bei dem Beispiel unserer Patientin – mit dem weniger betroffenen rechten Bein noch näher an den Rand des Sofas. Legen Sie den rechten Fuß über die linke Ferse und fixieren Sie so Ihr rechtes Bein.
Platzieren Sie das rechte Bein so, dass der Oberschenkel jetzt frei neben dem Rand des Sofas hängt.
Bewegen Sie den Oberschenkel jetzt genau senkrecht nach unten. Er sollte sich auf und ab bewegen, wie ein Stößel.
Durch diese Bewegung des rechten Oberschenkels wird das linke Iliosakralgelenk mobilisiert.

Wie lange? Jede Mobilisation sollte mindestens 1 Minute und nicht länger als 3 Minuten dauern.
Wie häufig? Im akuten Fall 1 x jede wache Stunde.

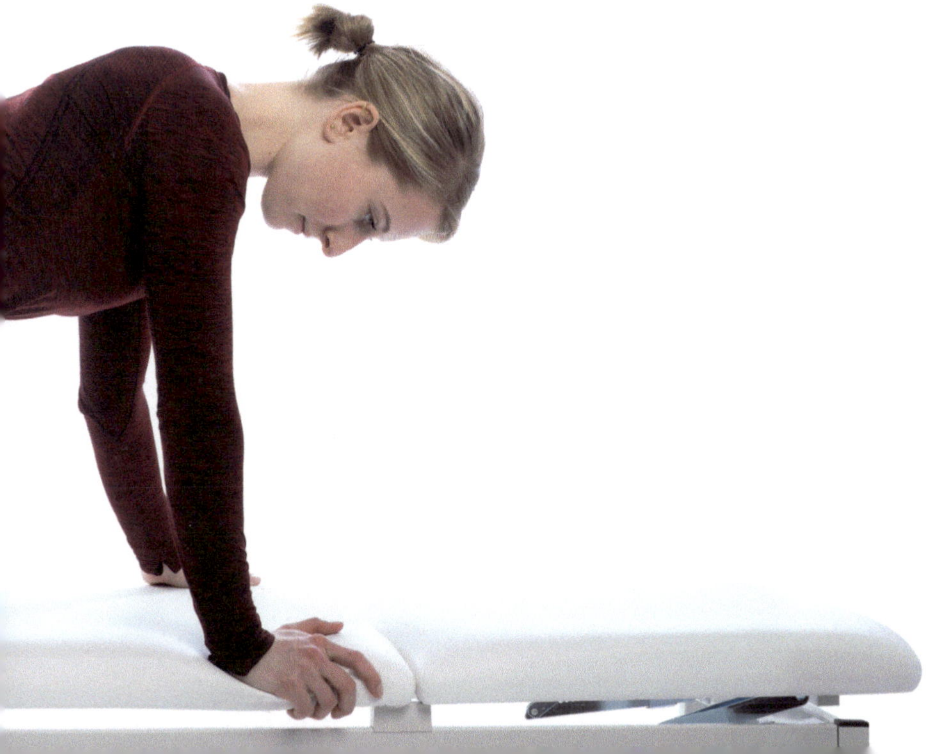

Übung gegen akute Schmerzen an der Brustwirbelsäule

Übung: „Büroschlafübung“

Ziel der Übung:
Verbesserung der Streckung in der Brustwirbelsäule.

Die Ausgangsstellung:
Legen Sie beide Unterarme verschränkt auf einen Tisch. Legen Sie Ihre Stirn auf die Unterarme. Schieben Sie Ihr Gesäß nach hinten, sodass die Wirbelsäule gestreckt wird.

So mobilisieren Sie sich:
Machen Sie einen „Katzenbuckel“. Peilen Sie dabei besonders die Stelle Ihres Rückens an, an der die Rundung besonders ausgeprägt ist. Dieser Scheitel der Wirbelsäulenrundung ist individuell unterschiedlich. Finden Sie allein oder mit Hilfe heraus, welche Stelle das bei Ihnen ist.

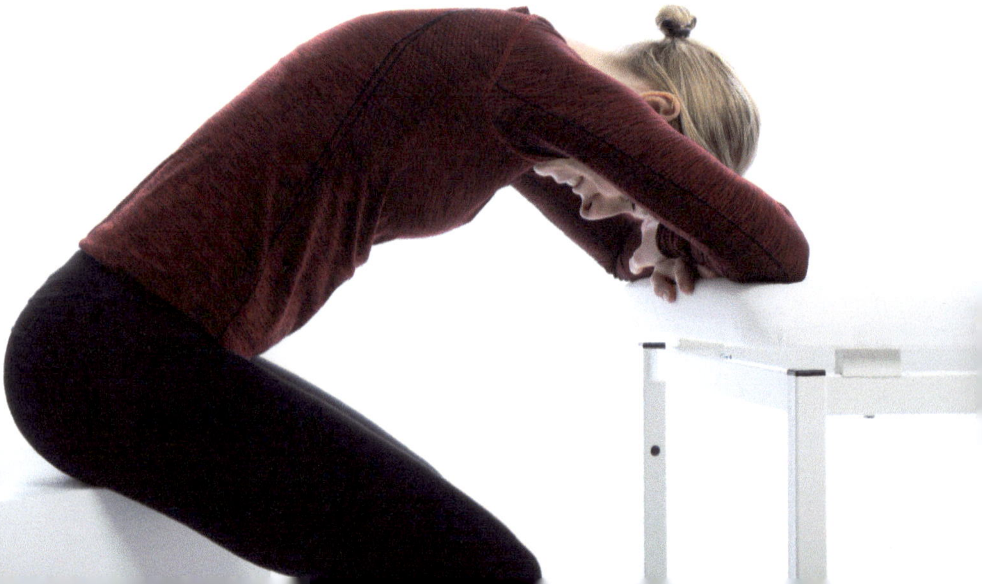

Aus der Katzenbuckel-Haltung heraus lassen Sie die Wirbelsäule langsam nach unten durchhängen. Die Wirbelsäule streckt sich dabei immer mehr. Konzentrieren Sie sich dabei auf die vorher gefundene Stelle.

Spüren Sie, dass Ihre Wirbelsäule an dieser Stelle besonders durchhängt. Lassen Sie sich in dieser Phase besonders Zeit. Wiederholen Sie die Übung 3 x.

Wie lange? Für den Katzenbuckel 1 Atemzug, für das Durchhängen 3 Atemzüge.
Wie häufig? Mobilisieren Sie sich jede Stunde 3 x hintereinander.

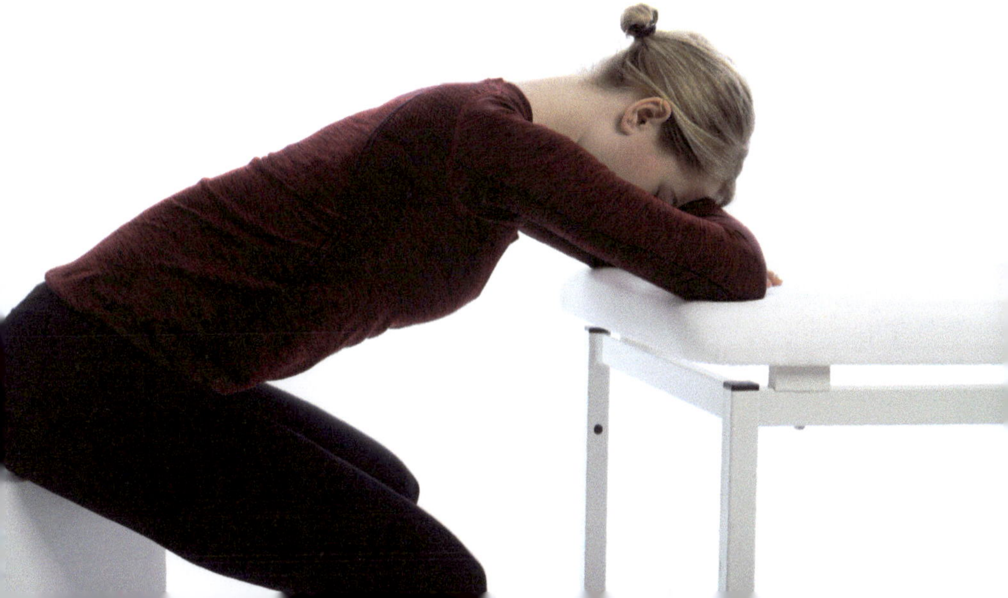

Übungen gegen akute Schmerzen am Übergang von Hals- zur Brustwirbelsäule

Am Übergang von Halswirbelsäule zur Brustwirbelsäule kommt es bei Nackenschmerzen oft zu Bewegungseinschränkungen. Diese lassen sich gut mit Eigenübungen behandeln. Die zweite Übung ist vor allem dann von Nutzen, wenn man sich nicht mehr gut umdrehen kann.

Übung: Vor- und Zurückschieben des am meisten vorstehenden Dornfortsatzes

Ziel der Übung:
Die Streckfähigkeit verbessern und den „Schildkrötenhals" oder auch den „Stiernacken" behandeln.
Man bewegt dazu den Dornfortsatz unterhalb der Halswirbelsäule, der am stärksten nach hinten herausragt. Das ist meistens der unterste Halswirbel (HWK 7) oder der oberste Brustwirbel (BWK 1).

Die Ausgangsstellung:
Setzen Sie sich aufrecht hin. Ziehen Sie das Kinn etwas an die Brust heran und strecken Sie dabei den Hals. Das ist die *korrigierte Sitzhaltung*. Sie entspannt die Halswirbelsäule. Diese korrigierte Sitzhaltung ist Ihre Ausgangsstellung.

So mobilisieren Sie sich:
An der Stelle, an der die Halswirbelsäule in die Brustwirbelsäule übergeht, können Sie einen Wirbel ertasten, der besonders deutlich nach hinten hervorsteht. Berühren Sie mit beiden Händen diesen Wirbel. Die Hände dabei relativ flach halten! Üben Sie an diesem Wirbel einen ganz leichten Zug nach oben und einen leichten Druck nach vorne aus.

Schieben Sie dabei den Dornfortsatz nach vorne. Dabei können Sie spüren, wie sich vorne auch das Brustbein mitbewegt.

Wie lange? Ca. 3 Atemzüge. Dann für weitere 3 Atemzüge die Hände auf die Beine legen, damit die Nackenmuskeln nicht überlastet werden. Pro Sitzung wird dieses Vorgehen 4 x wiederholt.
Wie häufig? Mobilisieren Sie sich jede Stunde 4 x hintereinander – das dauert immer nur knapp 2 Minuten.

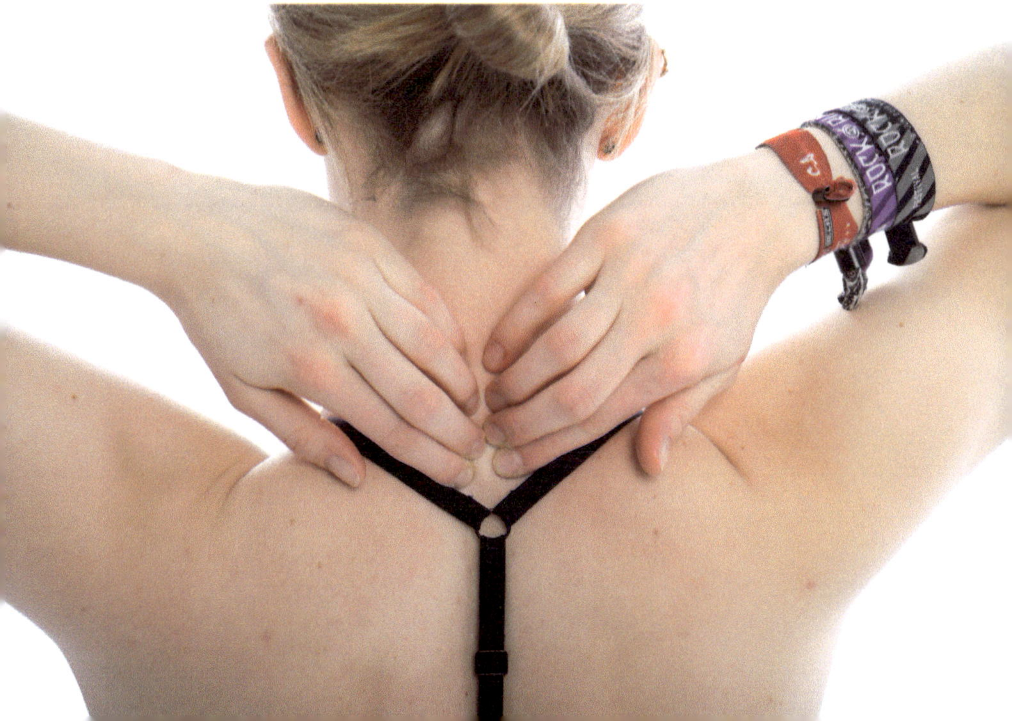

Übung: Die Windmühle

Ziel der Übung:
Die Drehfähigkeit des Halses verbessern, „besser einparken“ können.

Die Ausgangsstellung:
Setzen Sie sich aufrecht hin. Ziehen Sie das Kinn etwas an die Brust heran und strecken Sie dabei den Hals. Das ist die *korrigierte Sitzhaltung*. Sie entspannt die Halswirbelsäule. Diese korrigierte Sitzhaltung ist Ihre Ausgangsstellung.

So mobilisieren Sie sich:
Halten Sie beide Hände ausgestreckt zur Seite. Die rechte Hand mit dem Handrücken nach oben, die linke Hand mit der Handfläche nach oben. Beginnen Sie die Übung, indem Sie auf die linke Hand sehen.
Jetzt drehen Sie den Kopf langsam nach rechts. Führen Sie gleichzeitig eine Umwendbewegung der Arme aus. Das heißt, Sie drehen Ihre Arme so, dass danach auf der rechten Seite

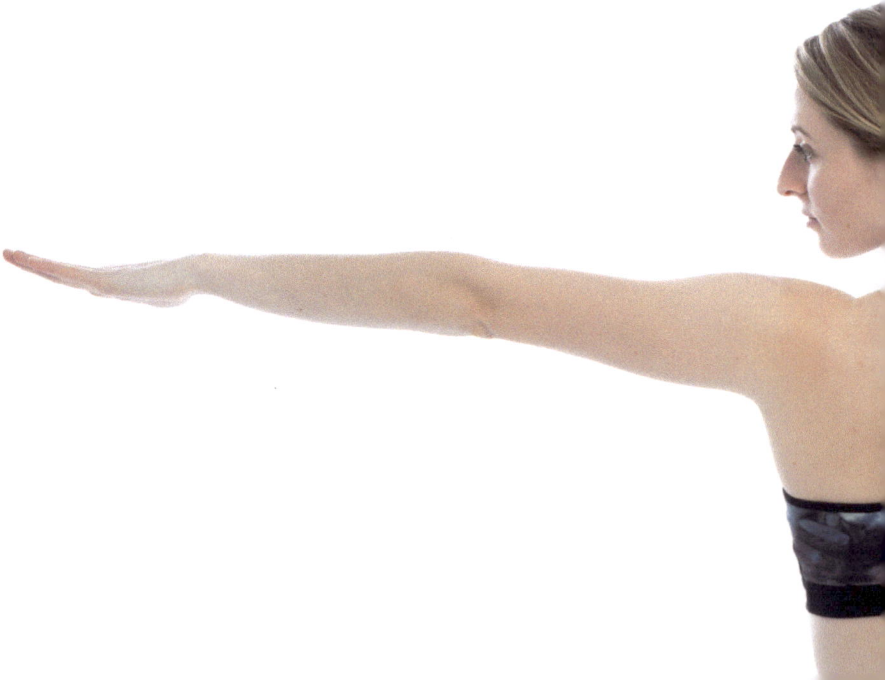

der Handrücken nach oben zeigt und links die Handfläche. Sie drehen also gleichzeitig Ihre Arme und Ihre Halswirbelsäule. Wenn Sie den Kopf ganz nach rechts gedreht haben, sollte bei der rechten Hand der Handrücken oben sein. Bei der linken Hand hingegen muss jetzt die Handfläche oben sein.
Wiederholen Sie die Übung 3 bis 4 x. Achten Sie darauf, den Kopf immer so zu drehen, dass Sie auf die Hand sehen können, bei der der Handrücken oben ist.

Wie lange? Jede Drehung soll so lange dauern wie ein Atemzug. Halten Sie am Ende der Bewegung, wenn Sie also wieder auf den Handrücken sehen, kurz mit dem Atmen inne. Bei 4 Wiederholungen müssen Sie insgesamt 8 Drehungen durchführen. Die Übung dauert also so lange wie 8 Atemzüge. Danach sollten die Hände auf Oberschenkeln oder Lehne abgelegt werden, damit man durch die statische Haltearbeit nicht verspannt.
Danach wiederholen Sie die Übung.
Wie häufig? Mobilisieren Sie sich jede Stunde 3 bis 4 x hintereinander.

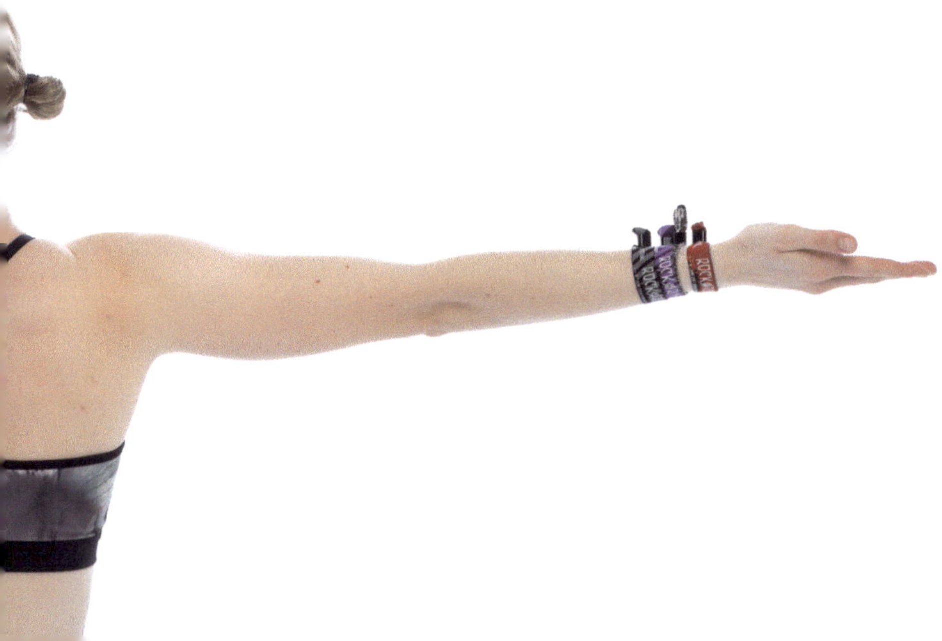

Übungen gegen akute Schmerzen an der unteren und mittleren Halswirbelsäule

Übung: Die Halswirbelsäule selbst strecken (Auto-Traktion)

Die Ausgangsstellung:
Setzen Sie sich aufrecht hin. Ziehen Sie das Kinn etwas an die Brust heran und strecken Sie dabei den Hals. Das ist die *korrigierte Sitzhaltung*. Sie entspannt die Halswirbelsäule. Diese korrigierte Sitzhaltung ist Ihre Ausgangsstellung.

So strecken Sie Ihre Halswirbelsäule:
Verschränken Sie die Hände hinter dem Kopf. Ziehen Sie Ihren Kopf senkrecht nach oben.

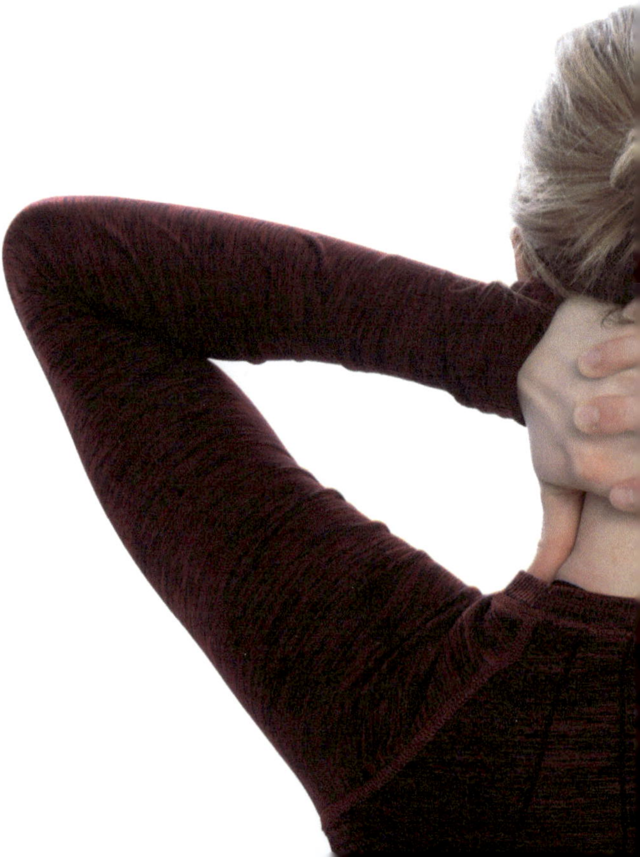

Darauf müssen Sie achten:
Ziehen Sie nur ganz sanft. Die meisten Menschen überschätzen die Kraft, die für eine gute Traktionsbehandlung erforderlich ist.

Wie lange? Ca. 3 Atemzüge lang den Zug ausüben, dann 2 Atemzüge Pause. Den Vorgang insgesamt 10 x pro Sitzung durchführen.
Wie häufig? Strecken Sie sich bei akuten Beschwerden jede wache Stunde 10 x hintereinander. Denken Sie an die Pause von 2 Atemzügen zwischen jeder Streckung – die ganze Übung dauert trotzdem nicht lange.

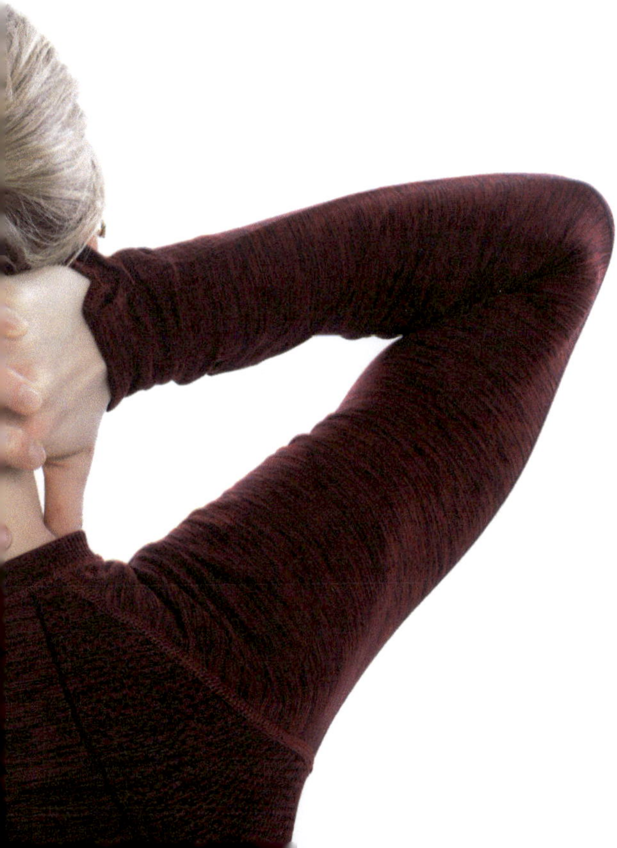

Übung: Kräftigung der vorderen Halsmuskeln und gleichzeitige Dehnung der tiefen Rückenstrecker

Ziel der Übung:
Hier geht es darum, die hinteren Halsmuskeln zu dehnen und die vorderen Muskeln zu kräftigen. Diese Übung ist also beides zugleich, eine Dehnung und gleichzeitig eine Kräftigung – sehr praktisch!

Die Ausgangsstellung:
Setzen Sie sich aufrecht hin. Ziehen Sie das Kinn etwas an die Brust heran und strecken Sie dabei den Hals. Das ist die *korrigierte Sitzhaltung*. Sie entspannt die Halswirbelsäule. Diese korrigierte Sitzhaltung ist Ihre Ausgangsstellung.

So dehnen und kräftigen Sie gleichzeitig:
Legen Sie die zur Faust geformte Hand zwischen Kinn und Brustbrein. Dabei liegt der Zeigefinger oben. Das Kinn wird auf Zeigefinger und Daumen abgelegt. Drücken Sie jetzt mit dem Kinn auf die Faust. Spüren Sie dabei, wie sich die vorderen Halsmuskeln anspannen.

So wird gleichzeitig gedehnt:
Legen Sie die linke Hand an den Hinterkopf, sodass der Zeigefinger an der Unterkante des Hinterkopfes liegt. Während Sie jetzt die vorderen Halsmuskeln anspannen, ziehen Sie gleichzeitig den Kopf mit der linken Hand nach oben.

Wie lange? 3 Atemzüge lang dehnen und kräftigen, dann 2 Atemzüge Pause. Das Ganze wird pro Sitzung 10 x wiederholt.
Wie häufig? 3 x täglich.

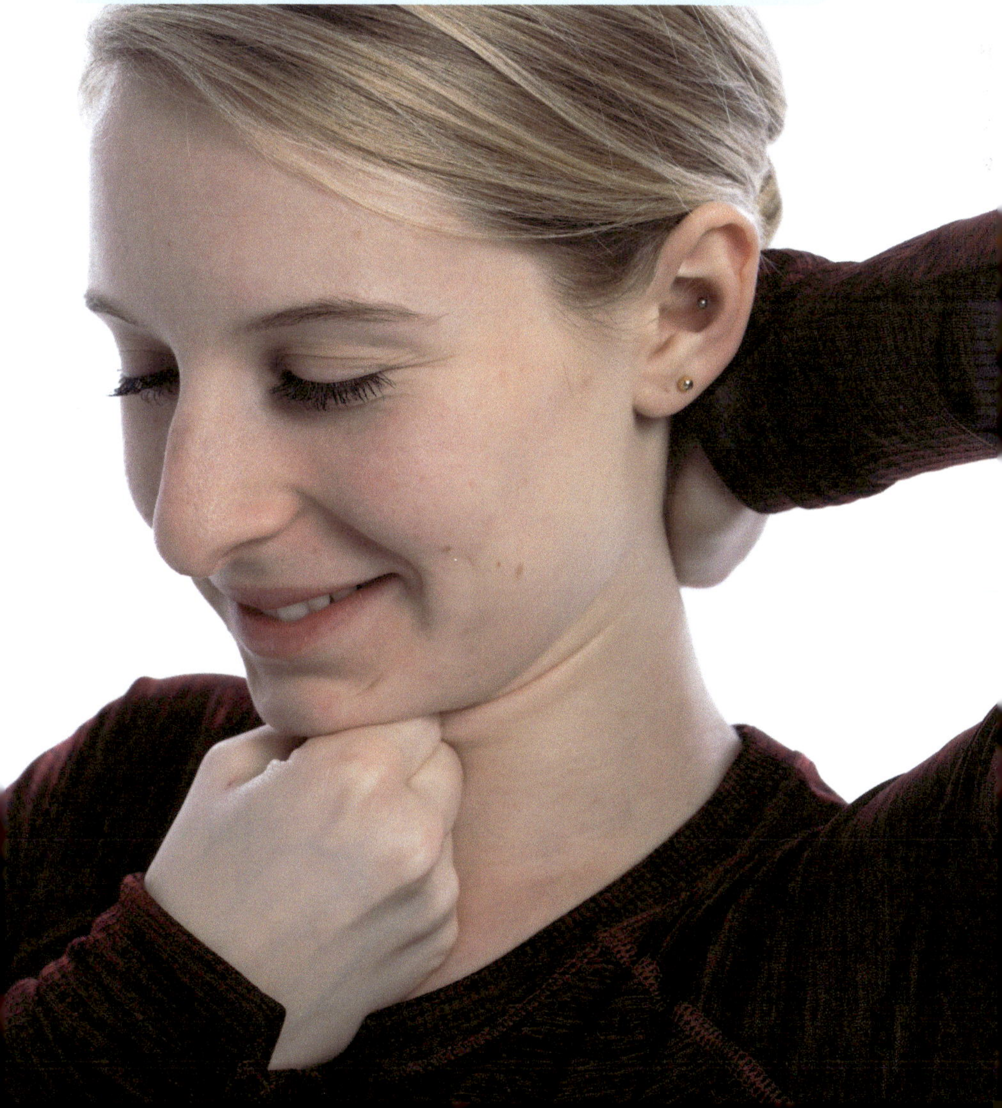

Übungen gegen akute Schmerzen an der oberen Halswirbelsäule

Übung: Obere Halswirbelsäule mobilisieren

Ziel der Übung:
Schmerzen im oberen Bereich der Halswirbelsäule behandeln, oft auch mit Kopfschmerzen oder Schwindel.

Die Ausgangsstellung:
Setzen Sie sich aufrecht hin. Ziehen Sie das Kinn ein bisschen an die Brust heran, und strecken Sie dabei den Hals. Das ist die *korrigierte Sitzhaltung*. Sie entspannt die Halswirbelsäule. Die korrigierte Sitzhaltung ist Ihre Ausgangsstellung.
Halten Sie die Hände an den Hinterkopf, sodass die Handflächen am Hinterkopf liegen. Die Daumen zeigen dabei nach unten.

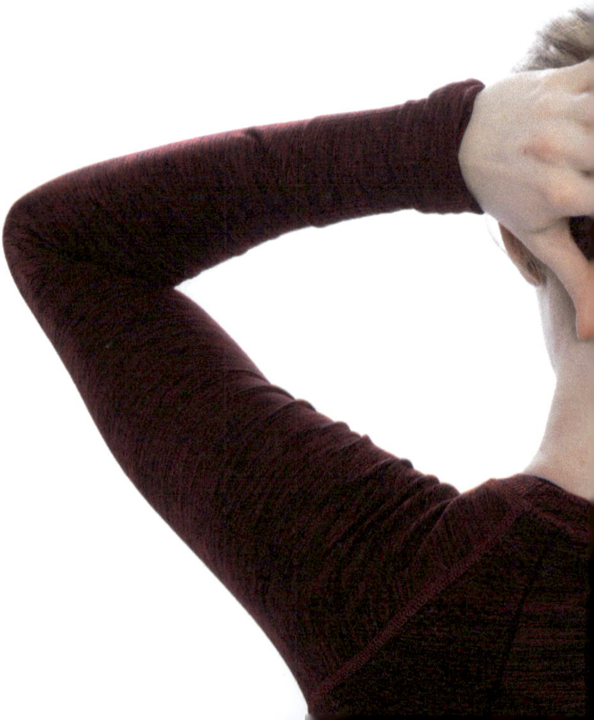

So wird's gemacht:
Machen Sie eine kleine Nickbewegung des Kopfes nach vorne. Ziehen Sie den Kopf am Hinterkopf nach oben. Dabei soll ein Dehnungsgefühl an der Rückseite des oberen Halses und am Hinterkopf zu spüren sein. Ziehen Sie nur mit sehr geringer Kraft. Gerade Männer neigen dazu, zu stark zu ziehen. Das erzielt eine schlechtere Wirkung.

Das Dehnen darf nie schmerzhaft oder unangenehm sein. Sie merken die richtige Dehnung daran, dass Sie ein nicht unangenehmes – völlig schmerzloses – Dehngefühl spüren. Dehnen Sie lieber häufiger als zu stark.

Wie lange? 3 Atemzüge pro Mobilisation. Pro Sitzung 3 Mobilisationen.
Wie häufig? Im akuten Fall mobilisieren Sie sich 3 x hintereinander jede wache Stunde.

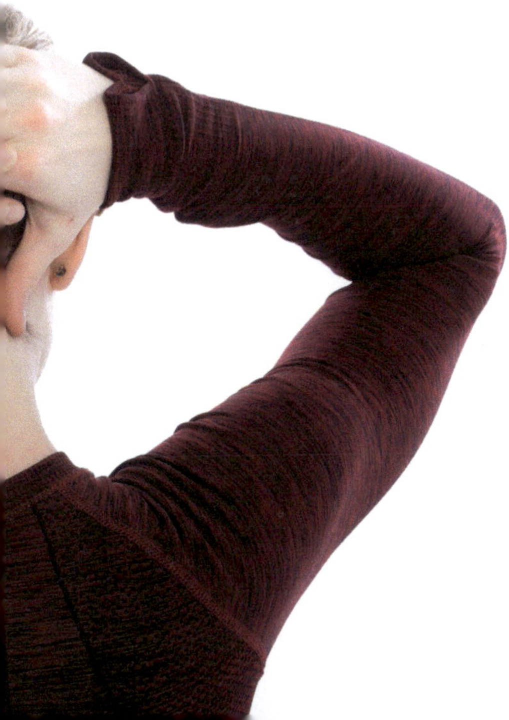

Ein Sonderfall: Übungen in der Schwangerschaft

Wenn Sie Rückenschmerzen in der Schwangerschaft haben, sollten Sie mit Ihrem Frauenarzt unbedingt darüber sprechen – auch um sicherzugehen, dass nichts Ernstes dahintersteckt. Wenn das der Fall ist und nur die typischen Ursachen für Rückenschmerzen in der Schwangerschaft vorliegen (siehe Kapitel „Mögliche Ursachen akuter Rückenschmerzen“, ab Seite 15), können Sie durch Eigenübungen viel für sich erreichen.
Dabei sollten Sie alle Übungen der Kyphose-Strategie (siehe Seite 118 ff.) durchführen, solange es Ihnen möglich ist. Denn Ihr Problem ist ja die Lordose. Mit dem Gegenteil, der Kyphose und damit der Dehnung des unteren Rückenstreckers, werden Sie also vermutlich eine Beschwerdelinderung erreichen. Besonders geeignet ist die Päckchenstellung (siehe Seite 119). Auch wenn der Bauch irgendwann dafür zu dick wird, gibt es geeignete Übungen für Sie. Die sollten Sie aber lieber mit Ihrem Physiotherapeuten erarbeiten.
Das Hohlkreuz verstärkt sich automatisch, wenn die Brustwirbelsäule zu krumm ist. Deshalb ist in der Schwangerschaft die „Büroschlafübung“ für die Brustwirbelsäule (siehe Seite 126) gut geeignet. Auch diese Übung sollten Sie mehrmals täglich durchführen, solange es geht.

Parallel dazu sollten Sie die Übungen der Stabilisierungsstrategie durchführen, denn das weitere Problem für Schwangere ist ja die zu starke Beweglichkeit im Rücken. Diese Übungen werden im Kapitel „Die Basisübungen für einen stabilen Rücken“, ab Seite 140, genau beschrieben. Auch diese Kräftigungsübungen sollten Sie während der gesamten Schwangerschaft durchführen, solange es möglich ist.

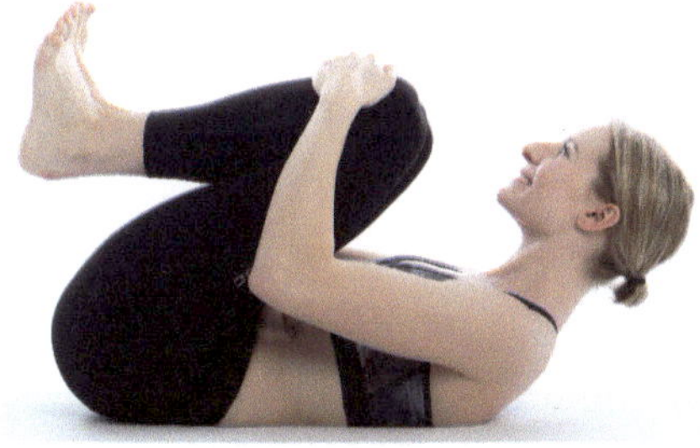

Päckchenstellung
aus der Kyphose-Strategie
gegen das Hohlkreuz
(siehe Seite 119)

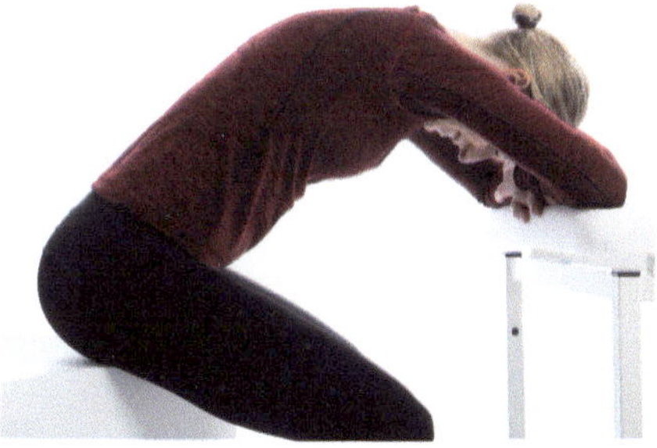

Die beiden Phasen der
„Büroschlafübung"
(siehe Seite 126)

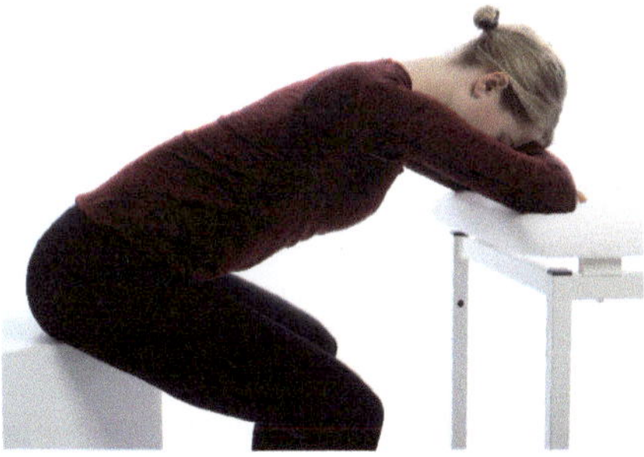

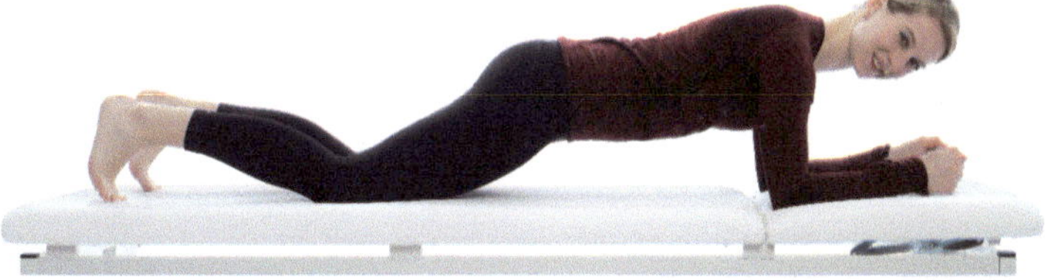

Die wichtigste Übung der
Stabilisierungs-Strategie
(siehe Seite 140)

Nach der Akuttherapie: Die Basisübungen für einen stabilen Rücken

Obwohl es in diesem Buch vor allem um den akuten Rückenschmerz geht, zeige ich Ihnen in diesem und dem nächsten Kapitel Übungen, die Ihnen helfen sollen, sich vor neuen Rückenschmerz-Attacken zu schützen. Absoluten Schutz kann es nicht geben, aber die richtigen Kräftigungsübungen und einige besonders effektive Dehnübungen machen Sie fitter und erhöhen die Chance auf weniger Rückenschmerzen deutlich.

Die folgenden Übungen können Sie nutzen, wenn die akuten Beschwerden wieder abgeklungen sind. Die erste Übung haben Sie schon bei der Akutbehandlung kennengelernt. Der Unterschied besteht vor allem in der Intensität. Wenn Sie Kraft aufbauen wollen, müssen Sie die Übungen intensiver und häufiger durchführen als in der Akutschmerz-Phase.

Übung: Stabilisation in Bauchlage („Surfbrett")

Die Ausgangsstellung:
Legen Sie sich auf den Bauch. Die Ellenbogen aufgestützt.

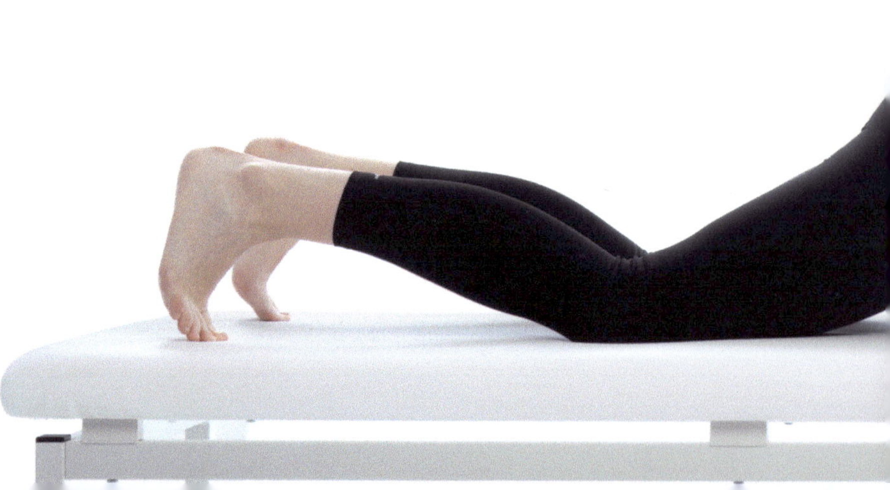

So wird gekräftigt:
Heben Sie Bauch und Gesäß an. Sie stützen sich auf den Knien, den Ellenbogen und den Fußspitzen ab. Die Wirbelsäule soll dabei gerade gehalten werden. Das Gesäß ist etwas tiefer als die Brustwirbelsäule. Dadurch entsteht der Eindruck einer schrägen Ebene.
Auch sehr starke Männer und Frauen zittern bei dieser Übung oft schon nach wenigen Sekunden, da hierbei tiefe Muskeln benutzt werden, die man sonst oft vernachlässigt.

Darauf müssen Sie achten:
Halten Sie die Wirbelsäule wirklich gerade.
Achten Sie auch auf Ihre Halswirbelsäule. Der Kopf soll nicht zu tief oder zu hoch gehalten werden.
Die Übung soll keine Schmerzen verursachen.

Wo? Zum Beispiel zu Hause auf einer Gymnastikmatte oder auf einem nicht zu weichen Bett.
Wie lange? Ca. 3 Atemzüge.
Wie häufig? Beginnen Sie mit 5 Wiederholungen, steigern Sie die Übung langsam auf 10 Wiederholungen täglich.

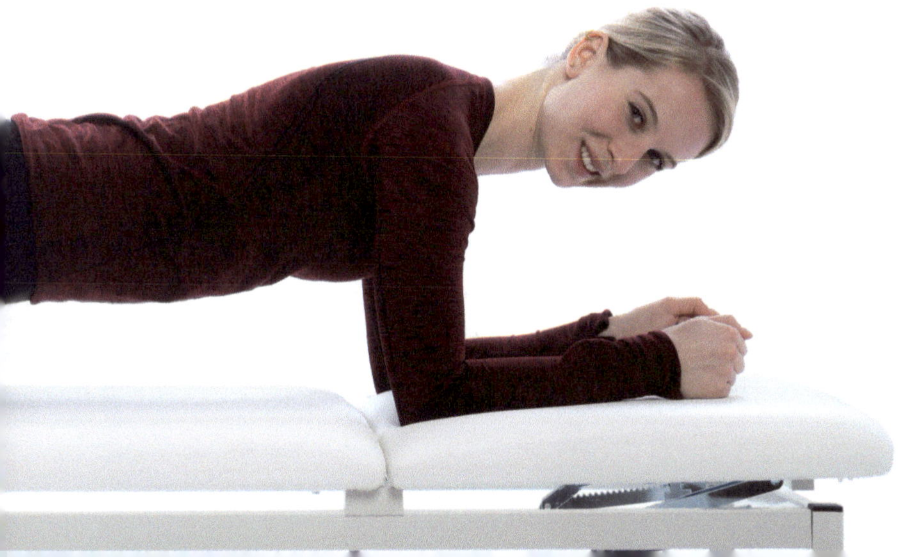

Übung: Stabilisation in Rückenlage („Brücke")

Die Ausgangsstellung:
Legen Sie sich auf den Rücken, stellen Sie die Beine angewinkelt auf.

So wird gekräftigt:
Heben Sie das Becken an und bilden Sie eine Brücke.
Halten Sie den Rücken und den Rumpf gerade. Das Becken ist höher als die Brustwirbelsäule.

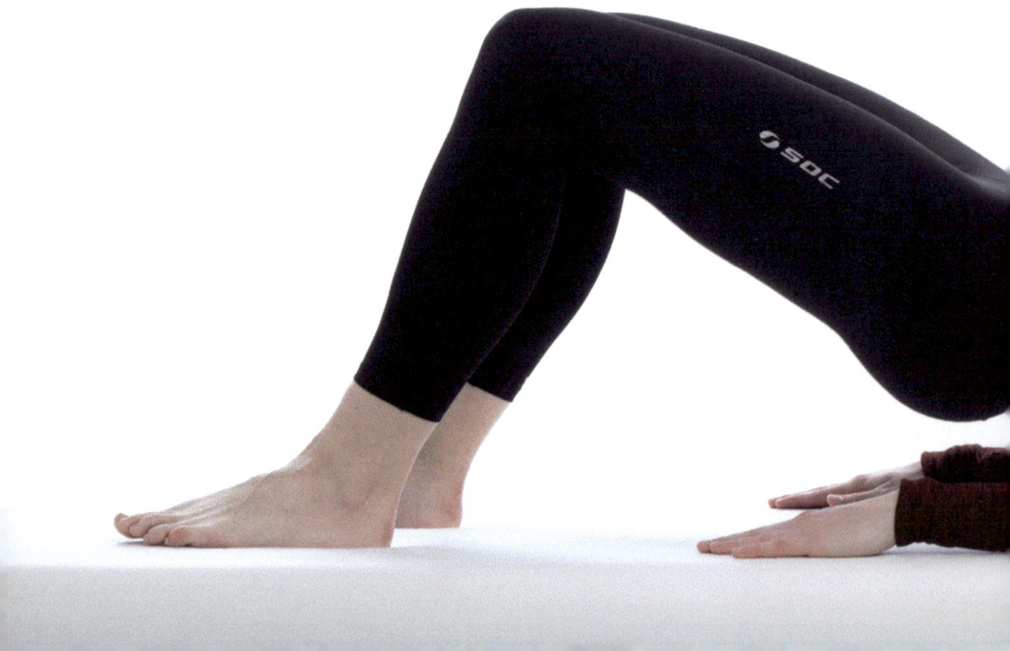

Darauf müssen Sie achten:
Halten Sie die Wirbelsäule wirklich gerade.
Die Übung soll keine Schmerzen verursachen.

Wo? Zum Beispiel zu Hause auf einer Gymnastikmatte oder auf einem nicht zu weichen Bett.
Wie lange? 3 Atemzüge.
Wie häufig? Beginnen Sie mit 5 Wiederholungen, steigern Sie die Übung auf 10 Wiederholungen täglich.

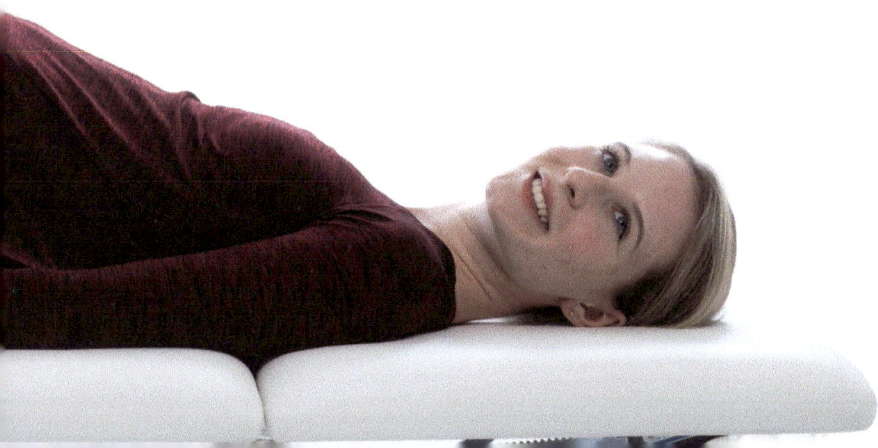

Übung: Seitlicher Stütz I

Die Ausgangsstellung:
Legen Sie sich so auf die Seite, dass der obere Teil des Körpers ganz gerade ist. Die richtige gerade Lage erkennt man daran, dass von oben gesehen Ohr, Schulter, Hüfte und Knie auf einer Linie liegen. Das Knie beugen Sie um 90 Grad an. Stützen Sie sich jetzt auf den Ellenbogen auf.

So wird gekräftigt:
Heben Sie das Becken seitlich an. Der Oberkörper wird jetzt gerade und schräg gehalten. Die Knie und die Unterschenkel sowie der aufgestützte Ellenbogen liegen auf dem Boden. Führen Sie danach die Übung für die andere Seite durch.

Darauf müssen Sie achten:
Halten Sie die Wirbelsäule wirklich gerade.
Das Becken sollte nicht über die gerade Linie von dem Knie bis zur Schulter hinaus angehoben werden – sonst wird es zu leicht.

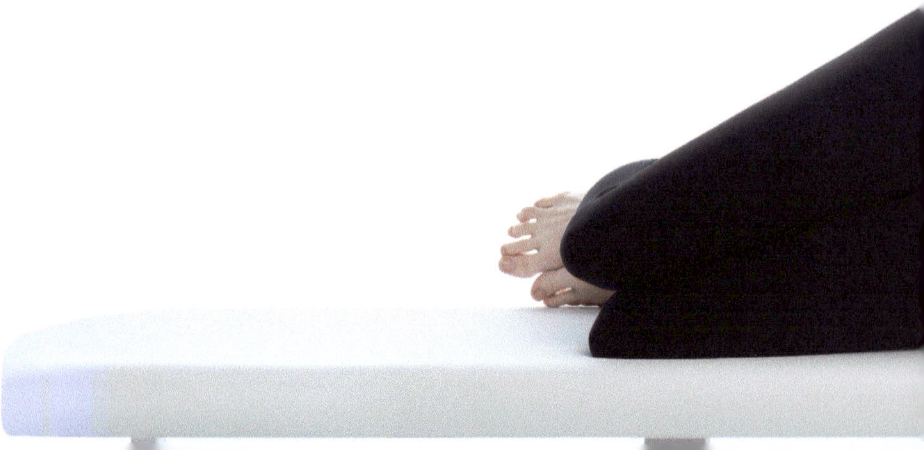

Achten Sie auch auf Ihre Halswirbelsäule. Der Kopf soll nicht zu tief oder zu hoch gehalten werden.
Die Übung soll keine Schmerzen verursachen.

Wo? Zum Beispiel zu Hause auf einer Gymnastikmatte oder auf einem nicht zu weichen Bett.
Wie lange? 3 Atemzüge.
Wie häufig? Beginnen Sie mit 5 Wiederholungen für jede Seite, steigern Sie auf 10 Wiederholungen pro Seite täglich.
Bei den meisten Menschen funktioniert diese Übung auf einer Seite deutlich besser als auf der anderen (das liegt an der Wirbelsäulenform). Orientieren Sie sich bei Ihren Fortschritten an der schwächeren Seite.

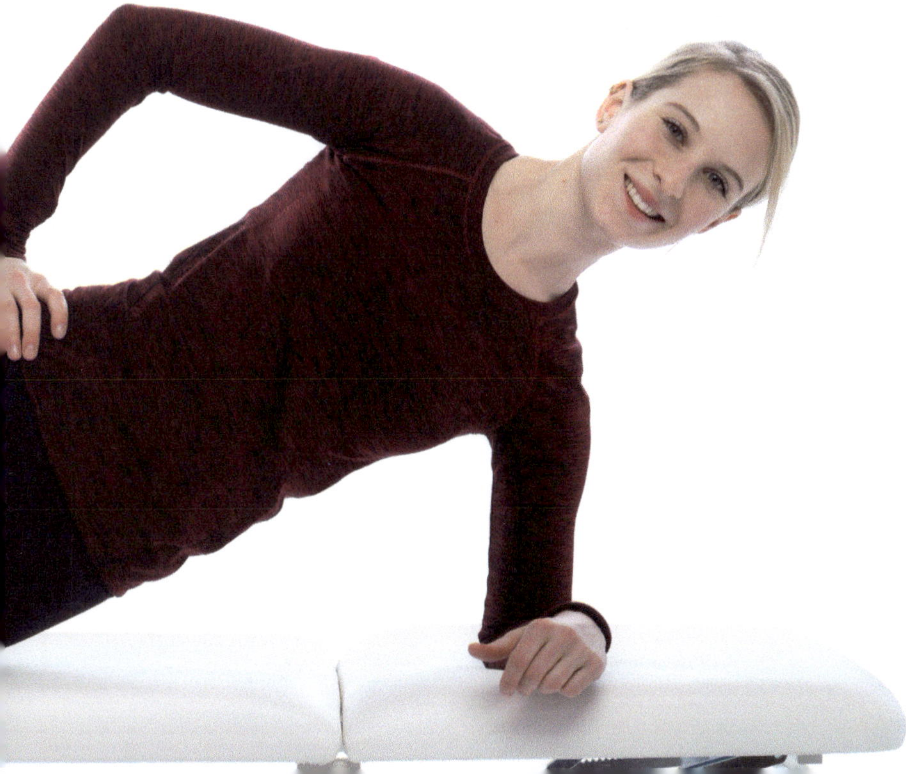

Übung: Seitlicher Stütz II

Fangen Sie diese Übung erst an, wenn Sie bei „Seitlichem Stütz I“ auf jeder Seite 10 Wiederholungen problemlos schaffen!

Die Ausgangsstellung:
Legen Sie sich so auf die Seite, dass die Wirbelsäule ganz gerade ist. Die richtige gerade Lage erkennt man daran, dass von oben gesehen Ohr, Schulter, Hüfte, Knie und Knöchelgelenk auf einer Linie liegen.
Stützen Sie sich jetzt auf dem Ellenbogen auf.

So wird gekräftigt:
Heben Sie das Becken seitlich an. Der Oberkörper wird jetzt gerade und schräg gehalten. Nur die Füße und der aufgestützte Ellenbogen liegen noch auf dem Boden.
Führen Sie danach die Übung für die andere Seite durch.

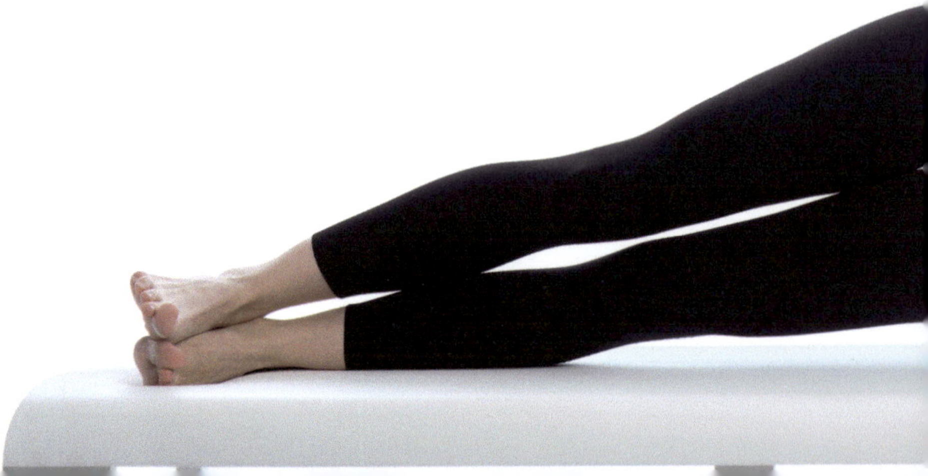

Darauf müssen Sie achten:
Halten Sie die Wirbelsäule wirklich gerade.
Das Becken sollte nicht über die gerade Linie von dem Knie bis zur Schulter hinaus angehoben werden – sonst wird es zu einfach.
Achten Sie auch auf Ihre Halswirbelsäule. Der Kopf soll nicht zu tief oder zu hoch gehalten werden.
Die Übung soll keine Schmerzen verursachen.

Wo? Zum Beispiel zu Hause auf einer Gymnastikmatte oder auf einem nicht zu weichen Bett.
Wie lange? 3 Atemzüge.
Wie häufig? Beginnen Sie mit 5 Wiederholungen für jede Seite, steigern Sie auf 10 Wiederholungen pro Seite täglich.
Bei den meisten Menschen funktioniert diese Übung auf einer Seite deutlich besser als auf der anderen (das liegt an der Wirbelsäulenform). Orientieren Sie sich bei Ihren Fortschritten an der schwächeren Seite.

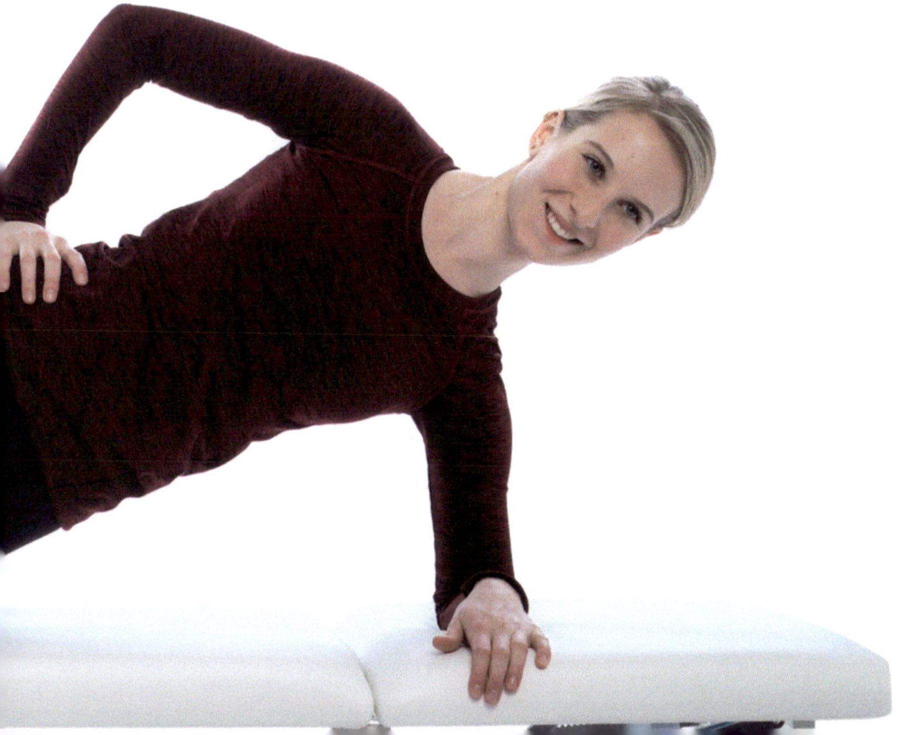

Zugabe: Die wichtigsten Dehnübungen für einen gesunden Rücken

„AKTIVION-Acht“

Diese acht Übungen sind die in unserer Praxis am meisten empfohlenen Dehnübungen für Patienten, die Rückenschmerzen vorbeugen wollen. Sie sind sehr einfach und von fast jedem durchzuführen. Einige der Übungen kennen Sie schon aus der Akutbehandlung. Der Unterschied besteht hier nur in der Intensität und vor allem der Länge der Dehnung. Um dauerhafte Effekte zu erzielen, sollte man längere Zeit dehnen. Über die optimale Dehnungszeit gibt es in der Medizin und Physiotherapie oft lebhafte Diskussionen. Sicherlich müssen auch individuelle Faktoren berücksichtigt werden.

Ein guter Richtwert für eine effektive Dehnung für jedermann ist etwas mehr als 30 Sekunden. Allerdings sollten Sie diese Zeit nur einhalten, wenn das ohne starke Schmerzen oder andere Beschwerden möglich ist. Ein leichter, oft wohliger Dehnungsschmerz ist hingegen sogar gut. Die Atmung soll dabei ruhig und ohne Anstrengung weiter fließen.

Sie können die 30 Sekunden mit der Uhr stoppen. Ich empfehle Ihnen jedoch Ihre Atemzüge als Zeitmesser. Das hat den Vorteil, dass Sie keine Uhr benötigen. Außerdem ist die Konzentration auf die Atmung beruhigend und entspannend. Die optimale Dauer von etwas mehr als 30 Sekunden erreichen die meisten Menschen mit 8 Atemzügen. Das passt zu der „AKTIVION-Acht“.

Übung: Dehnung Hüftbeuger

Der große Hüftbeuger (*Musculus iliopsoas*) verläuft vor der Wirbelsäule und hinter den Bauchorganen, sodass man ihn von außen nicht sehen kann.
Der Hüftbeuger ist bei vielen Menschen verkürzt, also nicht ausreichend dehnbar. Das ist vor allem durch die sitzende Lebensweise bedingt. Diese Muskelverkürzung führt zu einer fehlenden Streckfähigkeit der Hüfte, zu verstärktem Hohlkreuz und zur Überlastung der Wirbelsäule.
Die hier beschriebene Übung ist in meinen Augen eine der wichtigsten Rückenübungen überhaupt.

Die Ausgangsstellung:
Sie benötigen für diese Dehnung einen wirklich stabilen Tisch, der ihr Körpergewicht problemlos aushalten sollte. (Noch besser wäre natürlich eine Untersuchungsliege, doch nur die Wenigsten dürften sie zu Hause zur Verfügung haben.) Wer möchte, kann den Tisch mit einer Decke oder einer Yogamatte abpolstern.
Setzen Sie sich zunächst an den Rand des Tisches oder der Liege. Legen Sie sich dann mit dem Oberkörper nach hinten auf die Liege bzw. den Tisch und ziehen die Beine dabei an. Das Ganze wirkt so wie der Anfang

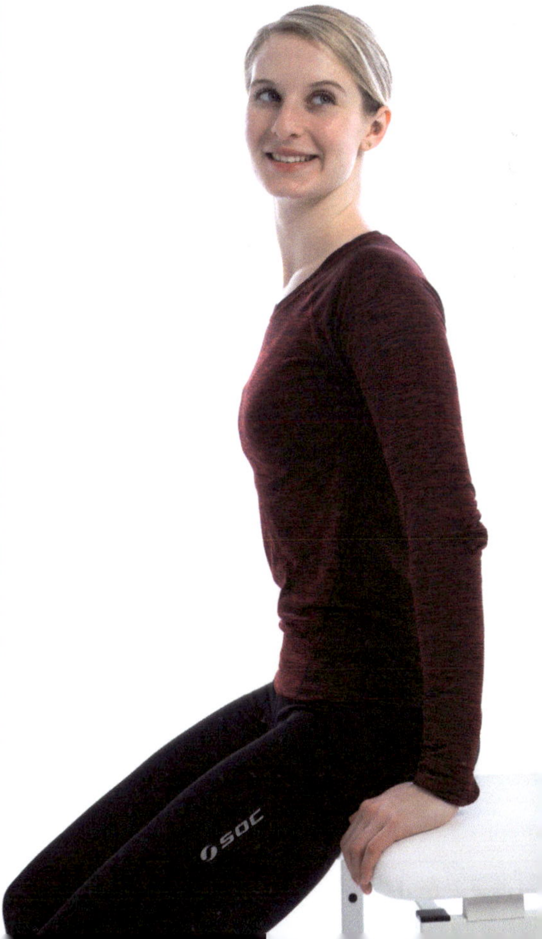

einer Rolle rückwärts. Drücken Sie Ihre Unterschenkel oder Ihre Knie dicht an sich heran. Das Herandrücken ist wichtig, um später beim Dehnen ein Hohlkreuz zu vermeiden. Das ist Ihre Ausgangsstellung.

So wird gedehnt:
Aus dieser Päckchenstellung lassen Sie zunächst das linke Bein herabsinken. Dabei sollten Sie das andere Bein weiter fest andrücken. Dadurch wird verhindert, dass Sie in eine zu starke Hohlkreuzstellung kommen.
Sie sind gut gedehnt, wenn Ihr Oberschenkel waagrecht ist, während das Knie 90 Grad gebeugt ist.
Dehnen Sie sich weiter, indem Sie diese Position über längere Zeit anhalten. Die Schwerkraft sorgt für die Dehnung. Lassen Sie das Bein einfach hängen.
Führen Sie die Dehnung danach für die andere Seite durch.

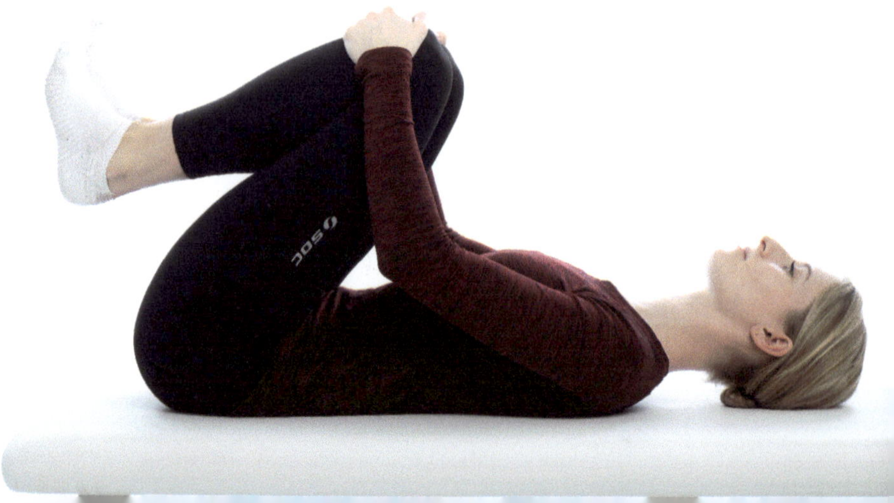

Wie lange? Die Dehnung sollte 8 Atemzüge lang durchgeführt werden.
Gerade am Anfang kann es sein, dass die Position etwas unbequem ist. Dann dehnen Sie sich, so lange es geht. Versuchen Sie bei den nächsten Übungen länger zu dehnen, bis sie bei 8 Atemzügen angelangt sind.

Darauf müssen Sie achten:
Die Dehnung sollte nicht schmerzen.
Am Ende der Übung ist es ratsam, nicht „irgendwie" wieder vom Tisch oder der Liege herunterzukommen. Am besten nehmen Sie hierfür zunächst wieder die Päckchenstellung ein und kommen dann nach vorne wieder zum Stehen. Das ähnelt ein wenig einem Teil der Rolle vorwärts. Aber Vorsicht: nicht zu forsch!

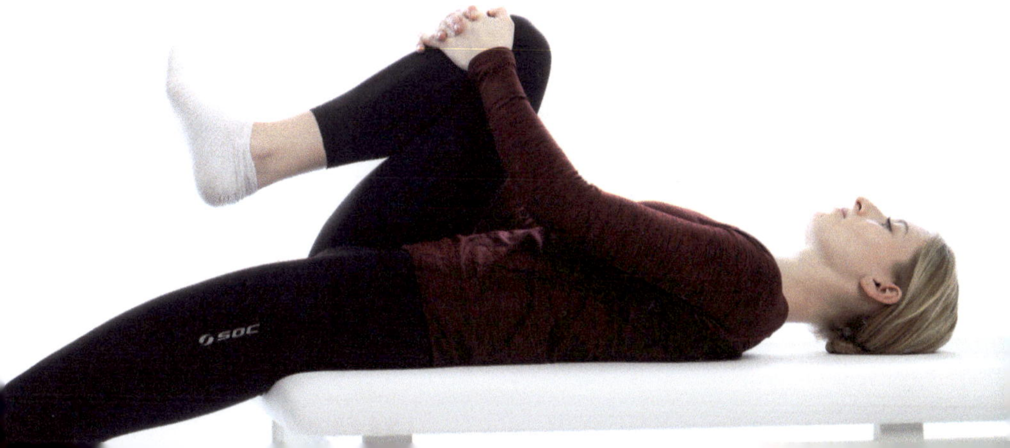

Übung: Dehnung vordere Oberschenkelmuskulatur

Die vorderen Oberschenkelmuskeln beugen die Hüfte und strecken das Knie. Wenn sie verkürzt sind, ziehen sie die Wirbelsäule in das Hohlkreuz. Daher ist diese Dehnung bei allen Hohlkreuzproblemen gut, vor allem beim Facettensyndrom, bei der Arthrose der kleinen Wirbelgelenke und beim Wirbelgleiten.

Die Ausgangsstellung:
Nehmen Sie einen sicheren Stand ein, halten Sie sich dabei an etwas fest (z. B. an einem Stuhl oder einer Stange). Beugen Sie Ihr linkes Knie an und greifen Sie mit der linken Hand nach Ihrem linken Unterschenkel. Gehen Sie mit dem rechten Bein leicht in die Knie.

So wird gedehnt:
Neigen Sie sich etwas nach vorn und spannen Sie etwas die Bauchmuskeln an, um ein Hohlkreuz zu vermeiden. Jetzt ziehen Sie ganz vorsichtig den Unterschenkel des linken Beins Richtung Gesäß. Schieben Sie dabei die Hüfte etwas nach vorn. Jetzt müssten Sie ein Dehnungsgefühl verspüren.
Führen Sie danach die Übung für die andere Seite durch.

Darauf müssen Sie achten:
Versuchen Sie nicht um jeden Preis, die Ferse ganz an das Gesäß heranzudrücken. Denn dafür müsste man eine nicht erwünschte Trick- oder Ausweichbewegung machen, z. B. ein Hohlkreuz, was Sie in diesem Fall vermeiden sollen.
Dehnen muss nicht wehtun. Es ist aber nicht schlecht, wenn nicht nur ein Dehnungsgefühl, sondern auch ein leichter, wohliger Dehnungsschmerz zu spüren ist. Ein häufiger Fehler besteht darin, das Bein zu weit abzuspreizen. Achten Sie daher darauf, dass das Knie senkrecht zum Boden zeigt.

Wie lange? Ca. 8 Atemzüge.

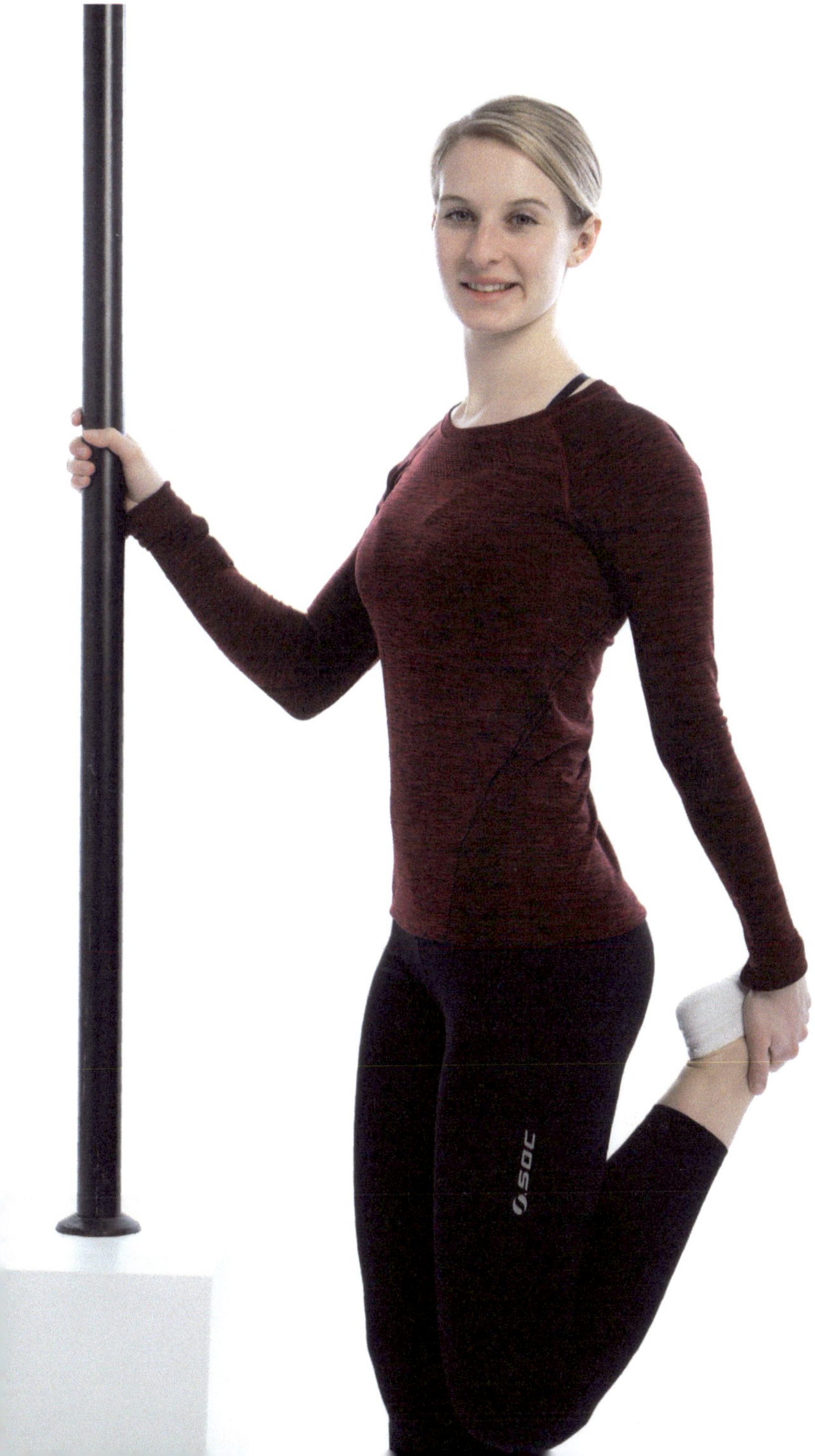
SOC

Übung: Dehnung der Kniebeuger (Ischiokruralmuskeln)

Die hinteren Oberschenkelmuskeln (andere Namen sind: Kniebeuger, Ischiokruralmuskeln) sind sehr wichtig für die Haltung der Wirbelsäule. Wenn sie zu kurz sind, kann das eine krumme Haltung fördern. Die Dehnung ist oft nach Bandscheibenvorfällen und bei schlechter Haltung sehr nützlich.

Die Ausgangsstellung:
Stellen Sie das gestreckte rechte Bein nach vorne, den Fuß in Spitzfußposition (das ist die Fußposition beim Gasgeben im Auto).

So wird gedehnt:
Beugen Sie sich nach vorn, bis Sie das Dehnungsgefühl an der Rückseite spüren. Verstärken Sie die Dehnung noch ein wenig, aber vermeiden Sie dabei, dass es wehtut.

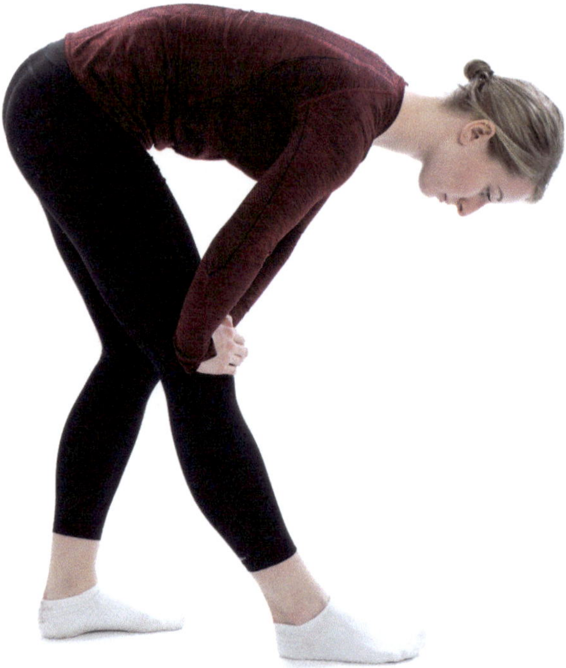

Führen Sie danach die Übung auf der anderen Seite durch.
Variante: Wenn Sie sich zu steif für die Übung fühlen, können Sie den Fuß auf eine kleinen Keil oder einen Balken stellen. Den Fuß sollten Sie auch jetzt etwas absenken wie beim Gasgeben im Auto.

Darauf müssen Sie achten:
Wenn Sie die Dehnung nach einem Bandscheibenvorfall durchführen, sollten Sie dabei Schmerzen am Anfang komplett vermeiden.
Wenn Sie die Übung wegen schlechter Haltung und zur Fitness durchführen, darf ruhig ein angenehmer, leichter Dehnungsschmerz auftreten.
Sollte diese Dehnung für Sie nicht funktionieren, gibt es gerade für diese Muskelgruppe viele Alternativen, die Ihr Arzt oder Physiotherapeut Ihnen zeigen kann.

Dauer: 8 Atemzüge.

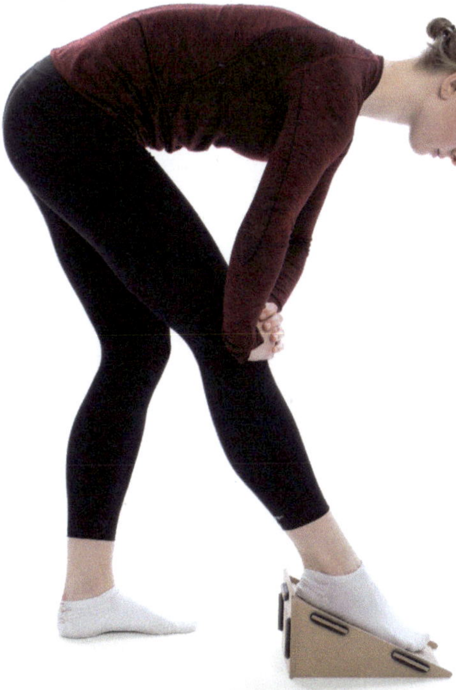

Übung: Dehnung der Gesäßmuskeln

Die Gesäßmuskeln strecken die Hüfte. Wenn sie verkürzt sind, wirkt sich das auf die meisten Wirbelsäulenprobleme negativ aus.

Die Ausgangsstellung:
Setzen Sie sich aufrecht auf einen Stuhl mit nicht zu weicher Sitzfläche. Schlagen Sie das rechte Bein über das linke.

So wird gedehnt:
Halten Sie den gestreckten linken Arm an das rechte Knie und den rechten Oberschenkel, und ziehen Sie den rechten Oberschenkel dann nach links hinüber.
Dabei drehen Sie den Oberkörper nach rechts. Sehen Sie dazu bewusst nach rechts und hinten (über ihre rechte Schulter).
Die Drehung kann man unterschiedlich durchführen. Wenn Sie sich mehr auf den oberen Körperanteil konzentrieren, rotieren Sie Ihren Körper im Rückenbereich.
Uns geht es jedoch um die Dehnung der Gesäßmuskeln. Damit Sie die gewünschte Dehnung erreichen, müssen Sie sich auf den mittleren Körperteil konzentrieren. Versuchen Sie, die Rotation im Gesäßbereich „ankommen" zu lassen. Dann spüren Sie das Dehngefühl in den Gesäßmuskeln.
Führen Sie danach die Übung für die andere Seite durch.

Darauf müssen Sie achten:
Sie sollten bei dieser Übung keinen Schmerz verspüren. Wenn diese Übung Schmerzen verursacht, sollten Sie diese Übung nicht durchführen.
Es gibt eine ähnliche Übung aus dem Yoga im Sitz auf dem Boden. Auch diese Dehnung ist gut geeignet. Da aber viele Menschen Probleme haben, vom Boden wieder aufzustehen, empfehle ich in diesem Buch die einfachste und unproblematischste Variante der Gesäßmuskeldehnung.

Wie lange? 8 Atemzüge.

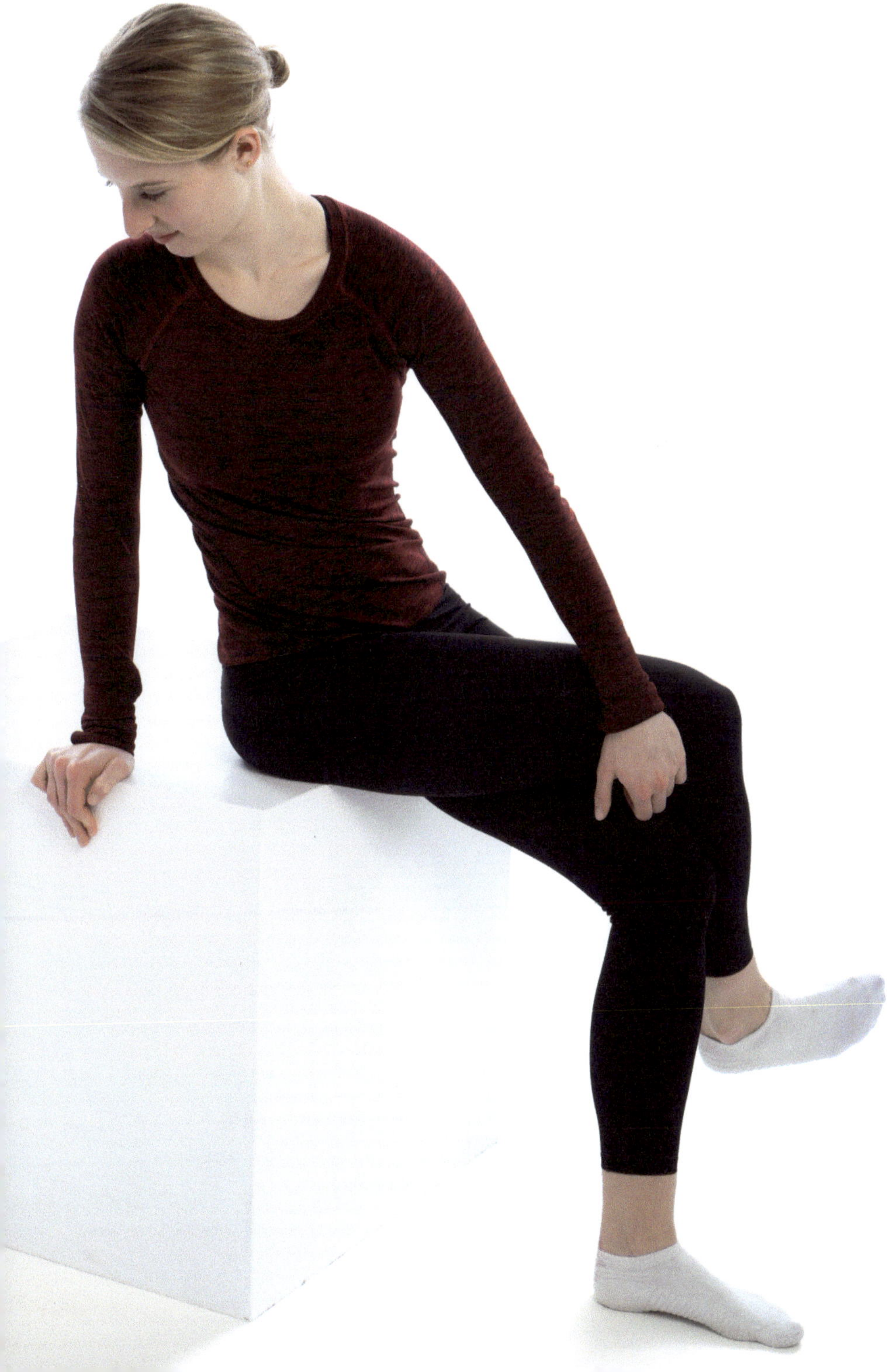

Übung: Dehnung des unteren Rückenstreckers

Wenn der untere Rückenstrecker nicht genügend dehnfähig ist, verstärken sich viele Beschwerden, die mit einem zu starken Hohlkreuz verbunden sind. Die Dehnung hilft daher besonders gut bei Facettensyndrom, Bänderschmerzen und Wirbelgleiten.
Diese Übung kennen Sie schon als Akutbehandlung. Jetzt geht es aber darum, dauerhafte Effekte zu erreichen. Die Dehnung sollte zu diesem Zweck intensiver sein.

Die Ausgangsstellung:
Setzen Sie sich auf einen Stuhl. Die Füße haben festen Bodenkontakt.

So wird gedehnt:
Beugen Sie Ihren Oberkörper im Sitzen. Versuchen Sie mit den Händen auf die Fußrücken zu fassen. Am besten stützen Sie sich dabei auf den Fußrücken etwas ab.
Lassen Sie den Kopf nach vorne unten hängen, sodass auch Ihre Halswirbelsäule rund wird.
Spüren Sie das Dehnungsgefühl im Rücken und in der Halswirbelsäule.

Darauf müssen Sie achten:
Die Übung darf nicht wehtun.
Evtl. ist es günstig, ein Kissen oder ein zusammengerolltes Kleidungsstück unter den Bauch zu legen, um die Wirbelsäule besser abzustützen und noch stärker zu dehnen.
Hier haben diejenigen mit einem etwas fülligeren Bauch vielleicht sogar einen kleinen Vorteil.

Wie lange? Ca. 8 Atemzüge.

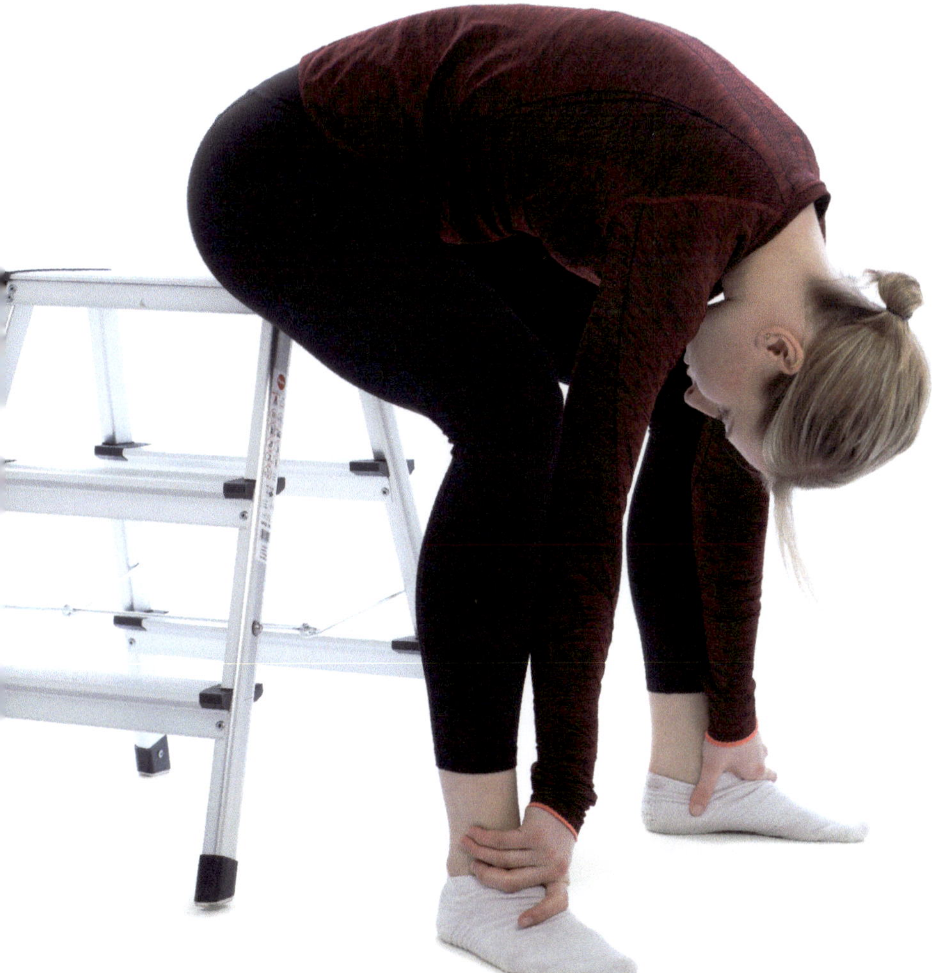

Übung: Dehnung des oberen Rückenstreckers

Ich empfehle Ihnen, die Dehnung des oberen Anteils der Rückenstrecker mit einer Kräftigung der vorderen Halsmuskeln zu kombinieren. Nicht nur, weil man damit zwei Fliegen mit einer Klappe schlägt, sondern auch, weil dies viel schonender ist. Durch den Druck auf die Faust wird die Halswirbelsäule geschützt.
Diese Übung kennen Sie schon als Akutbehandlung. Jetzt geht es aber darum, dauerhafte Effekte zu erreichen. Die Dehnung sollte zu diesem Zweck intensiver sein.

Die Ausgangsstellung:
Setzen Sie sich aufrecht hin. Ziehen Sie das Kinn ein bisschen an die Brust heran, und strecken Sie dabei den Hals. Das ist die *korrigierte Sitzhaltung*. Sie entspannt die Halswirbelsäule. Die korrigierte Sitzhaltung ist unsere Ausgangsstellung.

So wird gleichzeitig gedehnt und gekräftigt:
Legen Sie die zur Faust geformte Hand zwischen Kinn und Brustbrein. Dabei liegt der Zeigefinger oben. Das Kinn wird auf Zeigefinger und Daumen abgelegt. Drücken Sie jetzt mit dem Kinn auf die Faust. Spüren Sie dabei, wie sich die vorderen Halsmuskeln anspannen.
Legen Sie die rechte Hand an den Hinterkopf, sodass der Zeigefinger an der Unterkante des Hinterkopfes liegt. Während Sie jetzt die vorderen Halsmuskeln anspannen, ziehen Sie gleichzeitig den Kopf mit der rechten Hand nach oben.

Darauf müssen Sie achten:
Die Dehnung darf keinen Schmerz verursachen.
Lieber häufiger dehnen als zu stark.

Wie lange? 8 Atemzüge.

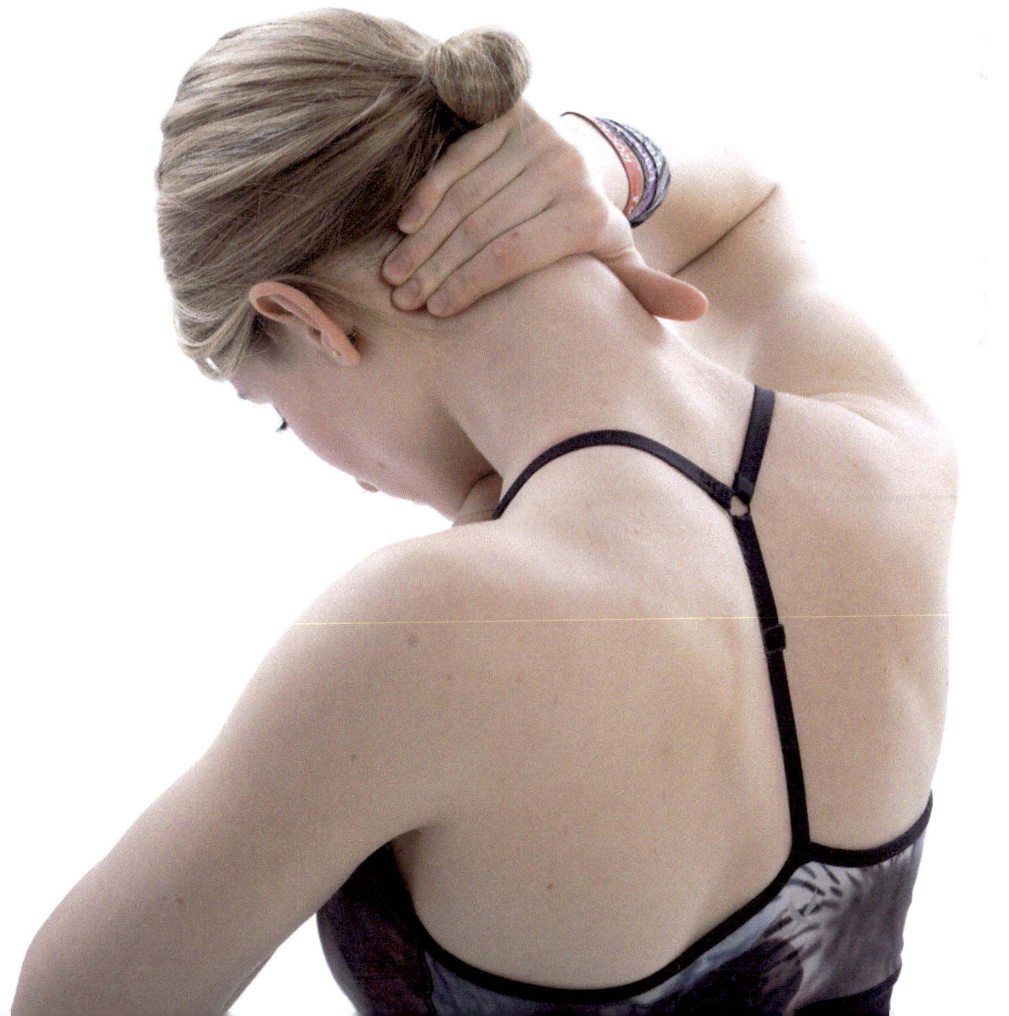

Übung: Dehnung des großen Brustmuskels

Wenn der große Brustmuskel verkürzt ist, zieht er unsere Schultern nach vorne. Eine krumme Haltung wird dadurch begünstigt. Die Dehnung des großen Brustmuskels ist daher bei nahezu allen Wirbelsäulenproblemen nützlich.

Die Ausgangsstellung:
Stellen Sie sich in einen Türrahmen und winkeln Sie die Arme an, sodass die Schultern nicht ganz 90 Grad abgespreizt sind. Legen Sie die angewinkelten Unterarme an den Türrahmen an.

So wird gedehnt:
Lassen Sie sich etwas nach vorn fallen. Wippen Sie nicht nach. Spüren Sie die Dehnung und die Entspannung. Sie merken, wie angenehm es ist, nach dem längeren Sitzen die Wirbelsäule wieder gerade zu machen – ganz mühelos.

Darauf müssen Sie achten:
Das Dehnen darf nicht wehtun. Es reicht, wenn Sie ein Dehnungsgefühl oder einen leichten wohligen Dehnungsschmerz der Muskeln spüren.
Dies ist eine sehr „gemütliche“ Übung. Sie müssen nicht viel tun. Sie sollten einfach einige Zeit im Türrahmen „aushängen“.
Lieber häufiger dehnen als zu stark.

Wie lange? 8 Atemzüge.

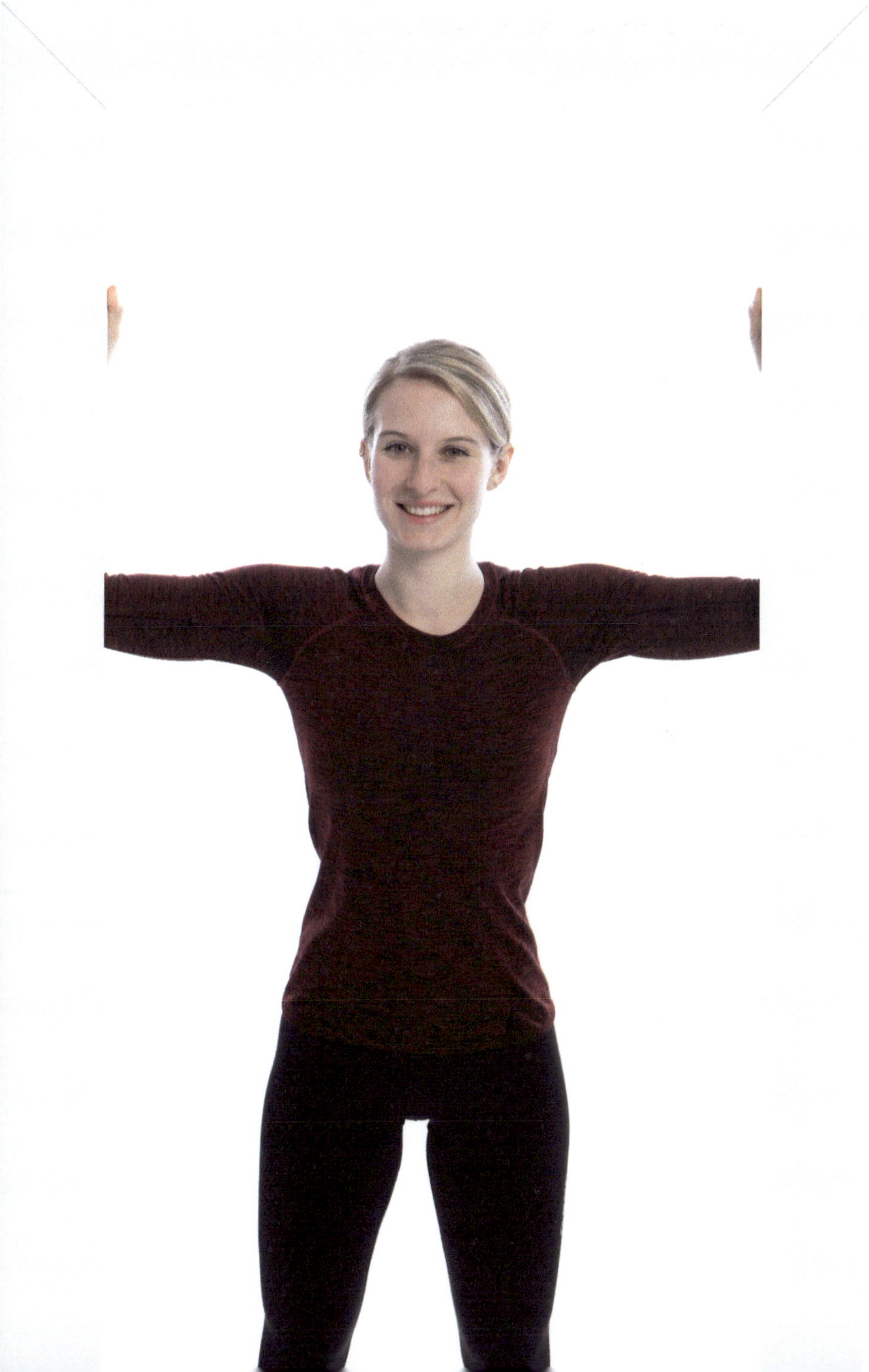

Übung: Dehnung des „Klimmzugmuskels" und der Bauchmuskeln

Der große breite Muskel am Rücken (*Latissimus dorsi*) ist vielen Besuchern von Fitnessstudios bekannt. Der Name „Latissimus-Zug" benennt ein Gerät, mit dem er gekräftigt wird. Dieser Muskel wird besonders bei Klimmzügen gefordert. Weil der Muskel am Rücken liegt, glauben viele, er würde uns in die gerade Haltung bringen. Das Gegenteil aber ist der Fall, denn dieser Muskel schlingt sich um den Oberarm und endet vorn. Daher verstärkt der Muskel eine krumme Haltung, wenn er nicht ausreichend dehnbar ist.
Es ist völlig in Ordnung, ihn zu kräftigen, aber man sollte die Dehnung nicht vergessen. Diese Übung dehnt den Latissimus dorsi und die Bauchmuskeln gleich mit. Deshalb ist diese Übung perfekt bei allen Haltungsproblemen, aber auch bei Bandscheibenerkrankungen.

Die Ausgangsstellung:
Legen Sie sich auf ein Bett, eine Couch oder eine Liege, sodass die Unterschenkel herunterhängen (die Knie an der Kante).

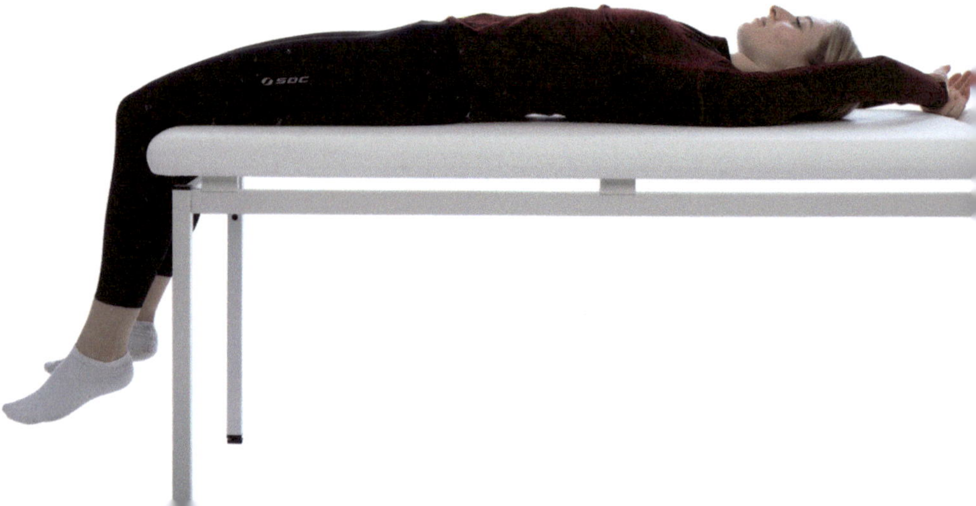

So wird gedehnt:
Strecken Sie die Arme nach oben aus. Wenn Sie gut dehnbar sind, liegen Ihre Oberarme locker auf der Liege. Wenn der Muskel verkürzt ist, können Sie die Arme nicht vollständig auf die Bettfläche legen. Lassen Sie dann einfach die Schwerkraft wirken, die Ihre Arme sanft herunterzieht. Sie spüren oft jetzt schon ein Dehnungsgefühl.
Verstärken Sie die Dehnung, indem Sie den linken Arm mit der rechten Hand ergreifen und nach oben und zur rechten Seite hin ziehen. Greifen Sie gleich danach um und ziehen den rechten Arm mit der linken Hand nach oben und links.
Während der Dehnung empfindet man oft ein zusätzliches Dehnungsgefühl in den Bauchmuskeln.

Wie lange? 8 Atemzüge pro Seite.

Darauf müssen Sie achten:
Bei dieser Übung sollte kein Schmerz auftreten, vor allem auch kein Schmerz im Rücken.
Es kann sinnvoll sein, ein Kissen oder eine zusammengerollte Bettdecke unter den Rücken zu legen. Dann ist die Dehnung meist effektiver und auch schonender.

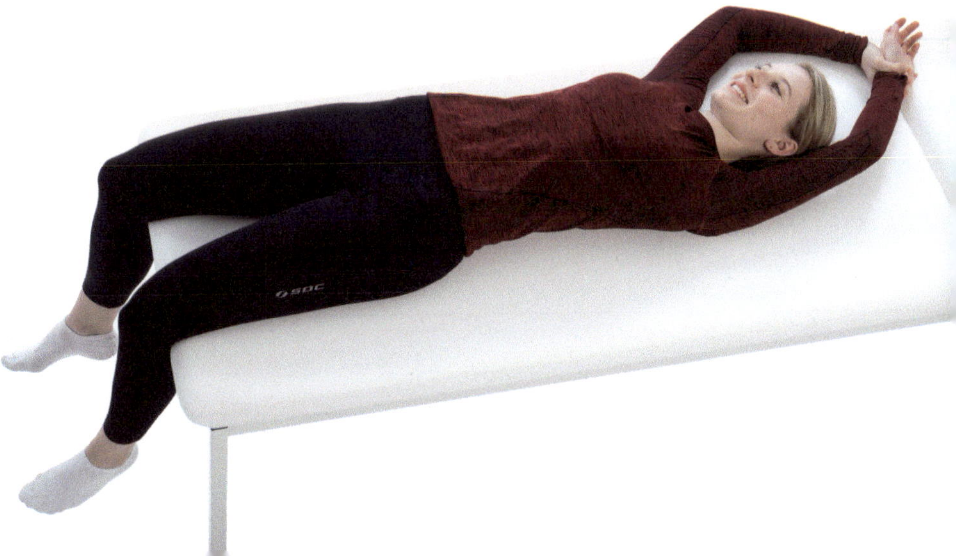

Muss ich mein Leben ändern, weil ich einmal Rückenschmerzen hatte?

Wenn man einen Hexenschuss überstanden hat, fragt man sich natürlich, ob man an seinem Verhalten etwas ändern sollte, damit dies nicht so schnell wieder geschieht. Das ist erst mal keine schlechte Idee.

Es ist sinnvoll, im Anschluss an eine Episode von akuten Rückenschmerzen die oben beschriebenen Basisübungen zur Rumpfstabilisierung durchzuführen.

Bei vielen Menschen in Mitteleuropa ist aber nicht nur die Muskelkraft ein Problem, sondern sie haben verkürzte, nicht vernünftig dehnbare Muskeln und Faszien. Auch hiergegen sollte man etwas unternehmen, z. B. durch Yogaübungen oder andere Methoden intensiver Muskeldehnungen (z. B. die „AKTIVION-Acht"). Oft ist es besonders effektiv, sich vorher einmal von einem Arzt oder Physiotherapeuten, der sich auf Muskelfunktions-Untersuchungen versteht, untersuchen zu lassen.

Es ist auch nicht verkehrt, etwas für seine allgemeine Fitness zu unternehmen oder nach Auslösern der Beschwerden zu suchen. In dem Kapitel „Vier Gedanken …" habe ich vorgeschlagen, sich einige Fragen zu stellen, die Ihnen helfen können, einen möglichen Handlungsbedarf festzustellen. Ich wiederhole sie hier noch einmal:

- **Habe ich eine dauerhaft schlechte Haltung?**
- **Ist mein Fitnesszustand gut genug oder sollte ich mehr Zeit in meine Fitness investieren?**
- **Rauche ich? Denn Rauchen kann auch Rückenschmerzen begünstigen.**
- **Habe ich zu stark ausgeprägtes Übergewicht?**
- **Gehe ich gut mit mir um? Habe ich zu viel Stress? Oder mache ich mir zu viel Stress?**

- **Sitze ich zu viel am Computer?**
- **Benutze ich mein Smartphone zu lange und zu häufig?**
- **Gönne ich mir genügend Schlaf?**
- **Sollte ich vielleicht achtsamer sein und einige Minuten am Tag meditieren?**

Ändern Sie jetzt bitte nicht gleich alles, was Ihnen hierbei auffällt, sondern überlegen Sie, ob Sie eine realistische kleine Änderung vornehmen sollten, können und auch wollen.
Denn so sinnvoll dieser Selbsttest auch ist, bedenken Sie, dass auch sehr gut trainierte, stressfrei lebende und sich maximal achtsam verhaltende Menschen Rückenschmerzen haben können.
Ich behandle in meiner Sprechstunde sehr unterschiedliche Patienten, darunter auch Ärzte, Physiotherapeuten, Osteopathen, Heilpraktiker, Sportler, Meditationsspezialisten – und nicht zuletzt habe ich selbst ebenfalls gelegentlich Rückenprobleme. Lassen Sie daher bei allem die Kirche im Dorf. Eine absolute Garantie, nie wieder Rückenschmerzen zu haben, gibt es nicht.
Wenn Ihnen dieses Buch hilft, sich bei akuten Beschwerden selbst zu helfen, verliert der Rückenschmerz auch seinen Schrecken.
Und vor allem – bei allen geplanten Änderungen im Lebensstil: Seien Sie freundlich mit sich selbst.

Warum noch ein Rückenbuch?

Dieses Buch unterscheidet sich von anderen Ratgebern. Vor allem: Es macht keine unrealistischen Heilversprechen wie „Nie wieder Rückenschmerz“.
Leser mögen einwenden – aber geht es nicht gerade darum, den Schmerz loszuwerden?
Bei allem Verständnis für diesen Wunsch: Ein solches Versprechen abzugeben, ist nicht möglich. Ja, man kann durch Übungen sowie durch Änderungen am Lebensstil und an der eigenen Einstellung die Häufigkeit von Rückenschmerzen und deren Stärke reduzieren. Prävention ist also durchaus möglich. Leider wird das jedoch bei den meisten Menschen nicht bedeuten, dass der Rückenschmerz völlig aus ihrem Leben verschwindet – von wenigen Glücklichen abgesehen.
Das Gefährliche an einem solchen Versprechen besteht darin, eine große Frustration bei vielen hervorzurufen, deren Hoffnungen sich nicht erfüllen. Wenn die ursprüngliche Euphorie abgeflaut ist, machen sie dann schließlich gar nichts mehr.
Das unrealistische Heilversprechen hat zudem eine gewaltige Nebenwirkung: Wer das Versprechen geglaubt hat, kann Restbeschwerden oder leichtere Schmerzen signifikant schlechter aushalten. Die Frustrationstoleranz für Rückenschmerzen sinkt in diesem Fall nur noch mehr.

Mein Buch beschäftigt sich nicht mit chronischen Rückenschmerzen oder mit Prävention, sondern in erster Linie mit der Frage, was man sinnvollerweise tun kann, wenn man akute Rückenschmerzen bekommt. Statt von dauerhafter Schmerzfreiheit zu träumen, möchte ich die Leser darauf vorbereiten, sich im Falle akuter Beschwerden selbst zu helfen und mit den Schmerzen rational umzugehen.
Die Selbstbehandlung, zu der ich ermutigen möchte, besteht nicht nur aus Eigenübungen, sondern auch aus bewährten

Hausmitteln und Akupressur. Vor allem geht es mir darum, dass die Betroffenen sich auch im Falle von Schmerzen eine besonnene Geisteshaltung bewahren können.
Deshalb spielt die psychische Komponente des Rückenschmerzes in diesem Buch eine wichtige Rolle. Das Angstvermeidungsverhalten trägt wesentlich dazu bei, dass der Schmerz chronisch werden kann. Die Angst vor Rückenschmerzen und die Furcht vor dem, was dahinter steht oder stehen könnte, ist in den letzten Jahren zunehmend stärker geworden. Dem möchte ich entgegenwirken. Angstreduktion und Gelassenheit sind ein wichtiges Mittel des erfahrenen Behandlers.
Die meisten Ratgeber werden von Leuten verfasst, die nie oder nur wenig mit der persönlichen Behandlung von akut kranken Menschen zu tun hatten, von Sportwissenschaftlern, Kursleitern oder einem Apparatemediziner. In meinem Buch gehe ich stattdessen vor wie in einem Patientengespräch.
Übungsbücher legen in der Regel viel Wert darauf, möglichst viele Übungen vorzustellen. Die Folge kann sein, dass man beim besten Willen nicht weiß, welche Übung man auswählen soll. Ich habe aus dem großen Schatz von Übungen, die es gibt und die ich in meiner Praxis verwende, wenige, aber dafür die besten Eigenübungen ausgewählt.

Die Anforderung an die Übungen lautete, sie sollen

- für möglichst viele Menschen geeignet sein
- auf möglichst viele Fallkonstellationen zutreffen
- leicht umzusetzen sein
- wenig oder keinen Schaden anrichten können.

Die in dem Buch vorgestellten Eigenübungen sind therapeutische Übungen, kein Training, denn es geht ja um den akuten Rückenschmerz. Wenn jemand einen Hexenschuss hat, ist es zwar wichtig, dass er seine Spannung nicht verliert, aber

er ist nicht in der Lage, effektiv zu trainieren, also stärker zu werden. Viele Fitness-Gurus kennen diesen Unterschied gar nicht, da sie vorwiegend mit Gesunden oder Genesenden zu tun haben.
Ich zeige nicht nur, welche Mittel es gegen den Schmerz gibt, sondern auch, wie man mit dem akuten Rückenschmerz im täglichen Leben zurechtkommt. Wie man zum Beispiel trotz Schmerzen aus dem Bett aufsteht. Hier kann ich auf die Erfahrung meiner Patienten zurückgreifen, denn ich habe viele tausend Male in meinem Leben über solche „banalen" Fragen mit Patienten gesprochen.

Es gibt Rückenbücher, die einen etwas ideologischen oder esoterischen Ansatz verfolgen und sich vehement gegen „die Schulmedizin" wenden. Nun ist aber der persönliche Arzt der meisten Menschen ein Schulmediziner, dem sie zu Recht vertrauen. Die meisten Menschen wissen, dass die moderne Medizin viel erreicht hat. Auch wenn sie sich für alternative Methoden interessieren, wollen sie zu Recht nicht auf die Schulmedizin verzichten. Diejenigen Ratgeber, die einen Gegensatz zur Schulmedizin konstruieren, bringen die Leser in eine gewisse Zwickmühle. Mein Buch versucht, die Selbstbehandlung im Zusammenspiel mit erfolgreicher moderner Medizin zu betreiben. Natürlich geht es auch darum, überflüssige Arztbesuche und vor allem unnötige Besuche der Notaufnahme zu reduzieren. Aber das Ganze soll Hand in Hand mit dem persönlichen Arzt und dem Physiotherapeuten geschehen.

Ihr Dr. Matthias Soyka

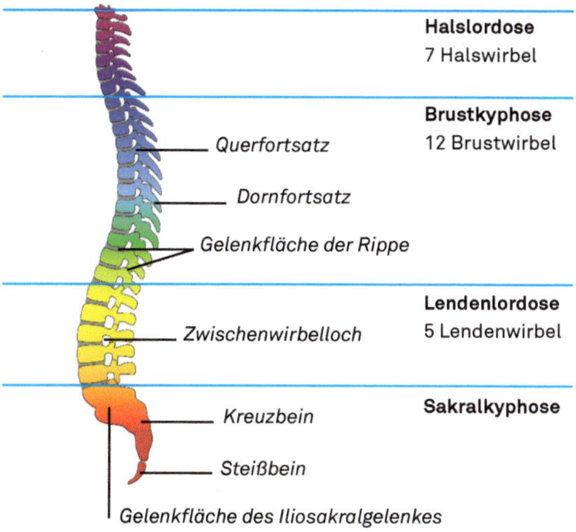

Die Wirbelsäule und der Rückenschmerz – aufschlussreiches Wissen über eine bemerkenswerte Beziehung

Anhang

Liste von Zentren für multimodale Schmerztherapie

(nach Postleitzahlen geordnet;
ohne Anspruch auf Vollständigkeit)

Ambulant:
Rückenzentrum am Markgrafenplatz
Markgrafenstraße 19
10969 Berlin
Telefon: 030-259 2386-0
Internet: www.rueckenzentrum.de

RehaCentrum am Universitäts-Klinikum Eppendorf (UKE)
Martinistraße 66
20246 Hamburg
Telefon: 040-253 063-0
Internet: www.rehahamburg.de

Rückenzentrum am Michel
Ludwig-Erhard-Straße 18
20459 Hamburg
Telefon: 040-413 623-0
Internet: www.rueckenzentrum.de

Schmerz Tagesklinik an der Universität Göttingen
Universitätsmedizin Göttingen
Robert-Koch-Straße 40
37075 Göttingen
Telefon: 0551-39 8263 oder 0551-39 8816
Telefax: 0551-39 4164
Internet: www.ains.med.uni-goettingen.de

Stationär:
Verschiedene Kliniken haben sich zur „Arbeitsgemeinschaft Nicht operativer Akutkliniken“ zusammengeschlossen.

ANOA-Kliniken e.V.
Hospitalgasse 11
Gebäude 44
55430 Oberwesel
Telefon: 0674-4712-0
Telefax: 0674-4712- 151
E-Mail: kontakt@anoa-kliniken.de
Internet: www.anoa-kliniken.de

Wenn Sie in der Deutschen Rentenversicherung (DRV) versichert und noch berufstätig sind, ist meistens die DRV für eine stationäre Rehabilitation zuständig.
Internet: www.deutsche-rentenversicherung.de

Wenn Ihnen eine stationäre Reha-Maßnahme genehmigt wurde, ist folgende Website für Sie nützlich:
Internet: www.vor-der-reha.de

Nützliche Adressen, Ansprechpartner und Links

McKenzie Institut Deutschland / Schweiz / Österreich
Prälatenweg 47 a
D-79219 Staufen im Breisgau
Die Übungen zur Lordose-Strategie gehen vor allem auf Robin McKenzie zurück. Mehr über seine Methode findet man auf der Website des McKenzie-Instituts.
Internet: www.mckenzieinstitute.org/de

Deutscher Verband Manuelle Therapie DVMT e.V.
(Maitland-Therapie)
Collenbuschstraße 16
01324 Dresden
Telefon: 0351-208 68 12
Telefax: 08141-417 53
E-Mail: kontakt@dvmt.org
Internet: www.dvmt.org
Eine wichtige Form der manuellen Medizin ist die Maitland-Methode.

Der Dachverband der Ärztlichen Manualtherapeuten:
DGMM – Deutsche Gesellschaft für Manuelle Medizin
Geschäftsstelle
Fichtenweg 17
35428 Langgöns
Telefon: 06403-914 0019
Telefax: 06403-968 3457
E-Mail: post@dgmm.de
Internet: www.dgmm.de

Die Gesellschaft für Orthopädische Schmerztherapie:
Interdisziplinäre Gesellschaft für Orthopädisch-unfallchirurgische und allgemeine Schmerztherapie IGOST
Grüner-Turm-Str. 4-10
88212 Ravensburg
Telefax: 0751-35559797
E-Mail: post@igost.de
Internet: www.igost.de

Der Berufsverband der Deutschen Orthopäden und Unfallchirurgen:
Berufsverband für Orthopädie und Unfallchirurgie e. V. BVOU
Straße des 17. Juni 106-108
10623 Berlin
Telefon: 030-797 444 44
Telefax: 030-797 444 45
E-Mail: office@bvou.net
Internet: www.bvou.net

Der Berufsverband der Fachärzte für Physikalische und Rehabilitative Medizin:
Berufsverband der Rehabilitationsärzte Deutschland e.V.
Messering 8, Haus F
01067 Dresden
Telefon: 0351-897 59 31
Telefax: 0351-897 59 39
E-Mail: info@bvprm.de
Internet: www.bvprm.de

Der Dachverband der deutschen Schmerztherapeuten:
Deutsche Schmerzgesellschaft e.V. (DGS)
Bundesgeschäftsstelle
Alt-Moabit 101 b
10559 Berlin
Telefon: 030-394 09689-0
Telefax: 030-394 09689-9
E-Mail: info@dgss.org
Internet: www.dgss.org

Haftungsausschluss und Genderhinweis

Alle Ratschläge in diesem Buch wurden vom Autor und vom Verlag sorgfältig erwogen und geprüft. Eine Garantie kann dennoch nicht übernommen werden. Da der Autor Sie nicht selbst gesehen und untersucht hat, finden Sie in diesem Buch keine direkten Anweisungen für Sie persönlich.
Durch dieses Buch erhalten Sie mehr Informationen und werden vermutlich in Ihrer Gesundheitskompetenz und Entscheidungsfähigkeit gestärkt werden. Die einzelnen Entscheidungen müssen Sie jedoch selbst treffen. Das ist eine wichtige Seite der Eigenverantwortung.
Dieses Buch ist wie ein Patientengespräch geschrieben, es ersetzt aber selbstverständlich keinen Arztbesuch. Eine Haftung des Autors und des Verlags für Personen-, Sach- oder Vermögensschäden ist daher ausgeschlossen.

Aus Gründen der besseren Lesbarkeit wurde im Text oftmals die männliche Form gewählt. Nichtsdestoweniger beziehen sich die Angaben auf Angehörige beider Geschlechter und auch auf diejenigen, die sich nicht einem der beiden Geschlechter zuordnen lassen wollen.
Der Text schließt somit natürlich Ärztinnen, Physiotherapeutinnen, Patientinnen und Retterinnen ein.

Weitere Titel im Ellert & Richter Verlag

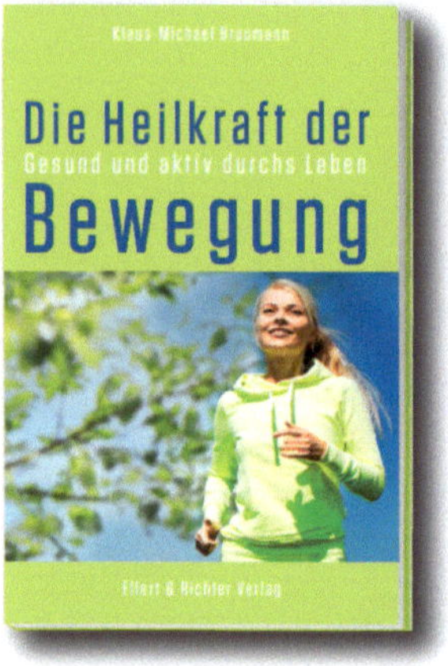

Klaus-Michael Braumann
Die Heilkraft der Bewegung
Gesund und aktiv durchs Leben
238 Seiten mit 13 Tabellen und Grafiken
978-3-8319-0617-8

Wenn ein Trainingsprogramm individuell entwickelt, dosiert und kontrolliert wird, kann es wie eine gute Medizin wirken. Neben der gesunden Ernährung ist nämlich vor allem die regelmäßige körperliche Aktivität der Garant für eine starke Gesundheit. Egal welches Alter – Bewegung hat jeder nötig. Dabei geht es nicht um den Anspruch an ein Schönheitsideal, sondern darum, allseits bekannten Volkskrankheiten wie Asthma, Rückenschmerzen, Depression, Diabetes, Osteoporose und Herzinsuffizienz vorzubeugen und unterstützend zur ärztlichen Behandlung selbst Einfluss auf den Krankheitsverlauf zu nehmen.
Das Buch erklärt anschaulich und leicht verständlich, warum Bewegung so wichtig für uns ist, wie unser Körper auf regelmäßiges Training reagiert und welchen bedeutenden Einfluss regelmäßige Bewegung auf Zivilisationskrankheiten hat.

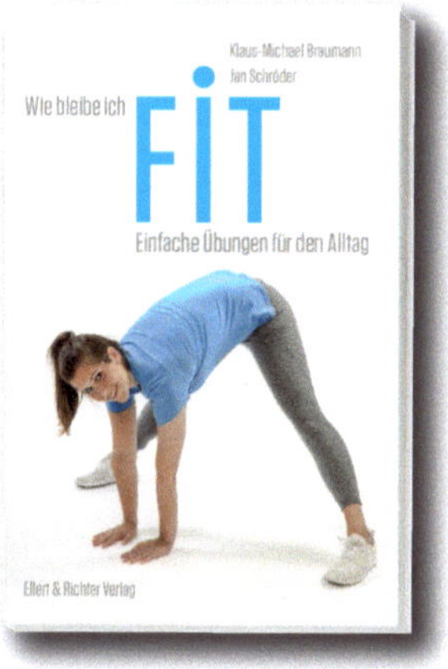

Klaus-Michael Braumann / Jan Schröder
Wie bleibe ich fit
Einfache Übungen für den Alltag
176 Seiten mit 186 Abbildungen
978-3-8319-0618-5

Im modernen (Arbeits-)Leben ist alles verdichtet. Und trotzdem hat keiner Zeit. Damit Regeneration, Stressmanagement und Gesundheit nicht dem Zeitdruck zum Opfer fallen, ist es zwingend notwendig, die eigene Fitness nicht zu vergessen. Es rächt sich, wenn wir uns das nicht wert sind!
Nun setzt Fitness jedoch Training voraus, das regelmäßig durchgeführt wird – ein Mal ist kein Mal. Und die Trainingsreize müssen eine Mindestintensität haben, damit die Organsysteme positiv stimuliert werden. Und diese Reizschwelle muss auch noch gesteigert werden, damit die positive Trainingswirkung erhalten bleibt. Die Lösung sind kleine kurze „Eigentermine“, die wir in den Alltag integrieren können. In diesem Buch werden Vorschläge für Fünf-Minuten-Fitness-Programme gemacht, die allen notwendigen Erfordernissen (ganzer Körper, regelmäßig, ausreichend intensiv, progressive Steigerungen) gerecht werden.

Impressum

Bibliografische Information der Deutschen Nationalbibliothek

Die Deutsche Nationalbibliothek verzeichnet diese Publikation in der Deutschen Nationalbibliografie; detaillierte bibliografische Daten sind im Internet über http://dnb.d-nb.de abrufbar.

ISBN 978-3-8319-0738-0

Titelfoto: iStockphoto (Yuri_Arcurs)
vordere Klappe und S. 171: Fotolia
Text: Dr. med. Matthias Soyka, Hamburg
Innenabbildungen: Alexander Pihuliak (moodpix), Hamburg
Model: Lisa Pajewski, Hamburg
Lektorat: Dr. Werner Irro, Hamburg
Gestaltung: BrücknerAping Büro für Gestaltung GbR, Bremen
Gesamtherstellung: CPI books GmbH, Leck

www.ellert-richter.de
www.facebook.com/EllertRichterVerlag